林邑三联疗法

Lin Yi
Sanlian
Liaofa

适用于从事针灸、推拿、康复治疗工作的
临床工作人员

主编◎谢辉

全国百佳图书出版单位
中国中医药出版社
·北京·

图书在版编目（CIP）数据

林邑三联疗法 / 谢辉主编 . –– 北京：中国中医药
出版社 , 2024. 10
ISBN 978–7–5132–8982–5

Ⅰ . R242

中国国家版本馆 CIP 数据核字第 2024Y9R979 号

中国中医药出版社出版

北京经济技术开发区科创十三街 31 号院二区 8 号楼
邮政编码　100176
传真　010–64405721
廊坊市祥丰印刷有限公司印刷
各地新华书店经销

开本 710×1000　1/16　印张 14.25　字数 226 千字
2024 年 10 月第 1 版　2024 年 10 月第 1 次印刷
书号　ISBN 978 – 7 – 5132 – 8982 – 5

定价　68.00 元
网址　www.cptcm.com

服 务 热 线　010–64405510
购 书 热 线　010–89535836
维 权 打 假　010–64405753

微信服务号　zgzyycbs
微商城网址　https://kdt.im/LIdUGr
官 方 微 博　http://e.weibo.com/cptcm
天猫旗舰店网址　https://zgzyycbs.tmall.com

如有印装质量问题请与本社出版部联系（010–64405510）

《林邑三联疗法》编委会

主 编

谢 辉

副主编

冯 芳 孙 伟

编 委

邓加勤 胡金鲁 刘语嫣 凌 晨

李政宇 刘王皓 邢博文 张志琦

前 言

医学承载着守护人类健康的使命。中医是中华民族的瑰宝，凝聚着深邃的哲学智慧，以及中华民族几千年的健康养生理念及实践经验，西医则以严谨的科学态度、先进的技术手段和系统的知识体系，为疾病的预防、诊断和治疗提供了强大的支持。中医和西医的交流与融合成为现代医学发展的重要趋势，中医的整体观念和辨证论治原则，与西医的循证医学相辅相成，共同为患者提供更全面、更个性化的医疗服务。

"三联疗法"，是指三种独创技术，它们均融合了中医和西医的优势和特点，具有适应证广、疗效确切、操作方便、经济安全、无毒副作用等特点。

皮下针技术，是笔者在2000年参加工作时期，偶然间发现针快速浅刺到皮下浅筋膜处，进针后不仅不会引起患者疼痛和不适，还能达到很好缓解疼痛的效果，后经临床实践总结归纳，最终形成了这一独特技法。皮下针疗法以中医皮部、经筋理论为依托，在继承和发扬中医学术思想、实践经验的基础上，结合西医解剖学、病理生理学理论，使得皮下针技术在临床应用中更精准、更有效。

齐针疗法最初称为多针刺，原本是想运用多根针快速刺激皮肤，加大刺激量，激活周围神经功能，从而改善肢端麻木的症状，后发现其在多种疾病中也具有较好的疗效。齐针疗法较梅花针作用深，但形成的伤害面积小，治疗作用更显著。通过长时间的临床实践，我们不断探索和完善这一技术，将皮下针、齐针疗法这两个创新技法都总结形成了专利。

皮捏技术是笔者在长期临床工作中，发现通过捏皮可以缓解皮肤紧张、改善水肿、促进血液循环，这一技法简单易行，效果显著，深受患者喜爱。2018

年国外文献对"皮下高速流动的流体"进行报道，这一发现为皮捏技术建立理论体系有了新的期待。

皮下针技术、齐针疗法和皮捏技术，这三种技法不仅是对经验科学的总结，还对理论科学进行了创新。在临床中，我们将这三种技法推广运用于多种疾病，发现疗效显著。在积极推动"林邑三联疗法"广泛运用于临床的同时，我们也在不停地寻找理论依据。在这过程中，我们发现"闸门控制学说""皮下高速流体层假说""外泌体假说"等均可为这三种技法提供相应的理论支持。基于以上原因，笔者便有了总结成书的想法。

笔者认为，从事临床工作，必须将理论与实践相结合，善于发现，勇于探索，才能使自己的经验向理论升华，技术得到提升。本书涉及的三种技术，看似简单，但这些创新技法的诞生和发展，离不开我们对中医和西医理论的深入思考和实践经验的长期积累。本书基于大量的临床经验总结而成，是对中医理论的发掘、整理和研究，也是对西医理论的继承与创新。本书在结构上涵盖了理论基础、技法操作、临床治疗等多方面，依据西医病种对"林邑三联疗法"进行了深入浅出的阐述，同时也注重理论与实践的结合，通过分析疾病的诊疗思路，从治疗机理上帮助读者更好地理解与应用"林邑三联疗法"。

通过整理经验和出版图书，我们希望将"林邑三联疗法"的临床经验和理论知识传播给更多的人，旨在为广大医学生、医务工作者提供一本关于"林邑三联疗法"全面、系统的操作规范。在编写过程中，我们汇聚了众多医学领域的专家学者，经过反复研讨、修订，力求使本书内容既丰富又实用。本书在编纂过程中，虽力求做到内容全面，但仍难免有遗漏或不足之处。在此，我们诚挚地希望广大读者与学者能够给予批评指正，以便我们在今后的修订中不断完善。

　　最后，感谢所有为本书编纂付出辛勤努力的专家学者、工作人员，以及广大读者的支持与厚爱。愿本书能为推动中西医融合与发展、增进人类健康福祉贡献一份微薄的力量。

谢　辉

2024 年 5 月

目　录

第一章　概述

第一节　定义及特点

一、定义

谢辉教授运用中、西医相关理论，总结多年来的临床经验，将自主创新的皮捏疗法、皮下针疗法、谢氏齐针疗法三种治疗技术联合运用于临床，从而达到治疗疾病、提高疗效的目的，具有适应证广泛、操作简单方便、便于临床推广的特点。

因"郴"字为篆书"林"与"邑"二字组合，意思为"林中之城"。郴字，为郴州所独有，意为林邑之城。这三种疗法创于郴州，最早用于郴州，谢辉教授亦生于郴州，故将此三种疗法联合应用命名为"林邑三联疗法"。

林邑三联疗法继承和发扬了中医皮部、经筋、经络理论的学术思想和实践经验，融合了西医理论，从皮肤、筋膜、肌肉、骨膜多层次立体分析诊治疾病。灵活运用"林邑三联疗法"，对于缓解面部、躯干、四肢部位感觉障碍类疾病的临床症状疗效显著，同时对于其他系统的某些疑难病症也具有独到效果。

"林邑三联疗法"包括皮捏疗法、皮下针疗法、谢氏齐针疗法三种治疗技术。

1. 皮捏疗法

皮捏疗法是指用捏法把皮捏起，在皮肤表面循序捏拿捻动，犹如雀啄，或若物夹，受术者有轻微刺痛感，皮捏主要作用于人体皮部。《素问》有言"是故百病之始生也，必先客于皮毛"，中医认为，皮部是保卫机体，抵御外邪的首道屏障，当人体卫外功能减弱，感受邪气，邪气可通过皮部入经络，甚则入脏腑。捏皮可透热化气，疏通经络，使邪气从里向外宣发，增强抵御外邪能力。故皮捏疗法能增强人体卫外功能，提高免疫力，促使疾病快速康复。

2. 皮下针疗法

皮下针疗法是指循肌肉走行方向在皮下行平刺，针刺入皮下至术者无阻力感即可。整个针刺过程患者无针感，不影响运动，留针时间长。皮下针疗法主要作用的部位是经筋，其能使复杂的结缔组织支架持续感受针刺产生的机械力，通过神经系统与体液信息的反馈，相应地影响不同系统的生理功能和病理状态，以振奋局部经气，推动体内气血运行，起到缓解疼痛和改善血液循环、促使淋巴回流的作用。

3. 谢氏齐针疗法

谢氏齐针疗法是指在病变或者腧穴位置同时刺入多针，疾进疾出，达到舒筋活血、通经解结、活化细胞作用的一种针刺方法。谢氏齐针疗法主要刺激的是多层次的部位、经络及穴位，在治疗感觉异常、局部细胞活性降低类疾病效果显著。《黄帝内经》将"以痛为输"作为基本治疗法则，而谢氏齐针疗法与传统的取穴原则不同，不再只强调点与线，更强调的是面。当异常感觉面比较大时，可循经络或异常感觉面行齐针，以增强针感和增大刺激量，从而提高疗效，达到通经接气、行气活血、疏通经络的作用，促使机体快速恢复。

二、特点

1. 适应证广泛，除治疗疼痛外，还涉及周围神经病变、内科疾病、皮肤疾病等临床各科病症，且均具有较好疗效；目前正在探索扩大优势病种临床疾病谱。

2. 治疗痛症时，尤其是骨关节系统疾病，相较于手术及药物治疗，具有创伤小、无毒副作用等优点。此外，相较于传统针灸，在治疗其部分优势病种时，具有治疗手段更综合，疗效更显著的特点。

3. 施术简便，操作不受场地、时间限制，患者可带针进行活动，且疗效更加持久，针刺部位能够保持较长时间留针，增强刺激时程。

4. 操作方式灵活、适应性强，可单独使用，也可使用二联、三联方式，其中皮下针也可采用叠瓦针的操作方式，可根据疾病具体情况选择最优操作方案。

5.理论新颖、实用性强，可提供独特的诊疗思路，当临床中遇到较为疑难的疾病时，可尝试采用三联疗法的诊疗思路来解决临床实际问题。

第二节　解剖学及生理学基础

一、皮肤的结构与功能

皮肤是人体最大的器官，也是人体抵御外界伤害的第一道屏障，皮肤的厚度根据部位不同而不同，通常厚度为 0.5 ～ 4mm。从解剖学来说，皮肤由外向内为表皮层、真皮层和皮下组织，下与浅层结缔组织相连，其间有血管、淋巴管、神经、肌肉和皮肤附属器。三联疗法的三项技术中，皮捏疗法通过对局部皮肤轻微的拿捏，作用于表皮与真皮浅层；皮下针疗法则需要行针穿刺入真皮层，通过相对长时间留针于真皮浅层来发挥作用；谢氏齐针疗法使用多针破入真皮和皮下组织层，刺激局部感受器，促进功能恢复。

（一）表皮层

表皮层直接体现皮肤的健康状态，抵抗外来物质侵害。表皮层无血管，但有丰富的神经末梢，最主要的组成细胞为角质形成细胞。角质形成细胞可产生角质蛋白以维持皮肤的屏障功能。三联疗法通过刺激表皮层各类型细胞，激活表皮的各种感受器，促进皮肤的代谢等机制，发挥治疗作用。根据不同的细胞形态，即细胞不同的分化阶段，可将表皮层分为五层，虽然不同层级的细胞分化功能不同，但都是构成非特异性免疫"第一道屏障"的主要成分，对外界物化刺激起到防御作用。除防御作用外，三联疗法所产生的深浅感觉传导，也依赖表皮层丰富的神经末梢。总的来说，表皮层所包含的神经—体液免疫调节系统，是林邑三联疗法作用于皮肤，传递信息，调动人体免疫功能，抵御外来侵害的基础。

表皮层由外向内包括角质层、透明层（掌趾部位）、颗粒层、棘层和基底层。

1. 角质层

角质层由 10～20 层扁平死亡的细胞组成，在掌趾部位可厚达 40～50 层，占皮肤全部吸收能力的 90%，角质层致密且厚，是抵御外来侵袭的结构基础，起主要的屏障和保护作用。

2. 透明层

透明层主要在掌趾皮肤角质层厚的部位，由 2～3 层细胞组成，由于其 HE 染色表现为均匀一致性的嗜酸性带，故称为透明层，有防止水电解质以及化学物质通过的屏障作用。

3. 颗粒层

颗粒层由 2～4 层扁平或菱形细胞组成，其厚度一般与角质层厚度成正比，具有折射反射紫外线的作用。

4. 棘层

棘层由 4～10 层多角形的棘细胞组成，在棘细胞间可有散在的郎格汉斯细胞分布，棘细胞负责制造角蛋白（硬度和防水性能的纤维蛋白），参与表皮的损伤修复；郎格汉斯细胞大多位于棘细胞层的中上层，来源于骨髓，具有吞噬细胞的功能，是免疫相关的细胞。

5. 基底层

基底层由以生发功能为主的基底细胞和少量黑素细胞组成，基底细胞呈圆柱状或立方形，核较大，卵圆形，呈栅栏状排列于其下的基底膜上，代谢活跃，不断进行有丝分裂以更新表皮；基底细胞分裂周期为 13～19 天，表皮更替的时间为 28～56 天，所以整个表皮层更新的时间为 41～75 天；8～10 个基底细胞间有一个黑素细胞，决定皮肤颜色的深浅。

默克尔细胞是位于表皮和真皮交界处的一种特殊类型的细胞，它起源于胚胎表皮干细胞，属于树突状细胞的一种，它与 Aβ 感觉神经元形成紧密联系，在触觉形成过程中以"触觉感受器"的身份参与，这种细胞主要分布于皮肤触觉敏感区域，比如手指、嘴唇等位置。研究证明默克尔细胞属于神经内分泌细胞[1]，在默克尔细胞致密核心颗粒囊泡内产生的具有生物活性的胺类和肽类物质，参与组织内环境平衡调节、细胞的生长与再生。见图 1-1。

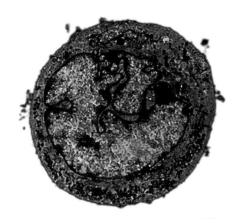

图1-1 电镜下的默克尔细胞[2]

（二）真皮层

真皮层由中胚层分化而来，主要由结缔组织组成，包括胶原纤维、弹性纤维和基质；除此以外，成纤维细胞、肥大细胞、巨噬细胞、淋巴细胞、皮肤的附属器官、血管和神经也分布其间。真皮层将表皮和皮下组织连接起来，可以保护下方组织免受机械性损伤，增强皮肤的屏障功能，对皮肤的弹性、光泽、保湿、张力和温度调节等也起到重要作用。

皮下针突破表皮层后，留置于真皮层，真皮层走行的神经能感受和传导皮下针的机械刺激，激活神经—体液免疫，发挥治疗效应。

真皮层厚度为表皮层的 15～40 倍，分为乳头层和网状层。

乳头层具有丰富的毛细血管，其间的胶原纤维较为纤细，排列紊乱，而弹力纤维缠绕于胶原束之间，在乳头层中向着表皮的方向分布终止于基底膜，是皮肤弹性的主要构成，乳头层有丰富的毛细血管（乳头下血管丛）和游离神经末梢。

触觉小体，又称梅式小体，位于真皮乳头处，呈圆柱形，由结缔组织包裹中间横向的板层细胞构成，真皮深部的神经丛发出神经纤维进入小体内部，在小体内呈螺旋状穿行于板层细胞[3]。触觉小体通常位于无毛皮肤的真皮乳头内，手和脚各部、唇、睑结膜和舌尖黏膜的真皮乳头等部位，触觉灵敏的口唇、指尖处的密度尤大，手背、背部皮肤密度较低。见图1-2。

网状层的弹性纤维和胶原纤维更丰富，胶原纤维束较乳头层粗厚，多与表皮呈平行走向，网状层有真皮下血管网、淋巴管、神经走行，深层有环层小体分布。

环层小体，常集合成小群分布于皮肤的真皮下层、皮下层、骨膜和关节囊等处，以手掌、指、肠系膜处最常见，为触压觉、振动觉的感受器。小体整体呈一个洋葱球样结构，可以区分两个腔室，称为内芯和外芯；两者都被厚度不等的纤维囊包围。内芯的中央部分是低阈值快适应感受器的轴突，外包围并附着非髓质化的施万细胞[4]。见图1-3。

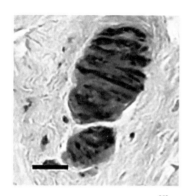

图1-2　光镜下的触觉小体[5]

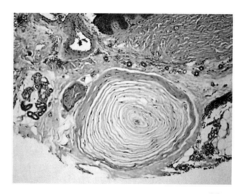

图1-3　光镜下的环层小体[6]

（三）皮下组织

皮下组织属于间叶组织，主要由脂肪细胞构成的小叶及小叶间间隔组成，位于真皮与骨骼肌肉之间，其下与肌膜等组织相连，是皮肤具有一定可动性的原因之一，又称为皮下脂肪层（浅筋膜）。皮下组织的厚度约为真皮层的5倍，因部位、性别及营养状况的不同而不一，皮下组织具有储存能量、保持温度的作用，其厚度也在一定程度上对更深层次的肌肉和骨骼起保护作用。浅筋膜中有血管网分布，对肌肉及皮肤起营养支持作用，也为体液免疫等信息传递提供"河道"。谢氏齐针疗法作用深度可达到皮下组织，对皮下的疏松结缔组织产生应力刺激，从而活化皮下组织的血液循环，以加速经血液的营养支持和信息传递，而达到治疗目的。

（四）血管系统

在真皮的乳头下层及其深层，动、静脉分别形成血管网，从上一级血管形成血管网的动脉先上行至真皮深层成网，再上行至乳头下层成网，此后分成终末细动脉，先上行至乳头层较靠近表皮基底层处，形成毛细血管袢，然后延续为毛细血管网的静脉段，继而下行入乳头下层形成静脉网，再经过真皮深层的静脉血管网，最后汇入下方的皮静脉。

血管的分布是血液为全身所有组织细胞提供营养的基础，血管也是细胞讯号转导的必要通道。细胞之间或细胞与周围环境之间的信息交流，均通过传递信号分子来实现，信号分子在调节细胞生长、分化、代谢，激素分泌，免疫反应及内环境稳定等方面起重要作用，血液系统中的红细胞、白细胞、血小板均参与这些过程。

谢氏齐针疗法除了应力刺激外，对局部的微损伤作用，可以激活微循环的修复重建机制。血管受到伤害后，人体的自我修复机制被激活，在修复信号因子的作用下，血管内皮细胞和血管基质会逐步重塑。因此，齐针可对局部缺血或代谢较低的部位进行刺激，以改善局部血液循环、活化细胞。

（五）神经系统

神经分为感觉神经和植物神经，感觉神经在乳头下层和皮下层分别形成神经丛，再上行进入乳头层。

感觉神经：游离的神经末梢广泛地分布在皮肤各层，也包括上述一些终末小体。

植物神经：又称自主神经，它与感觉神经合为一个神经束，在立毛肌、血管、汗腺等部位分布。其中由胆碱能神经支配小汗腺，而肾上腺素能神经支配立毛肌、血管的平滑肌。

神经元细胞在接受阈上刺激后会产生一系列的改变。研究表明[7, 8]，针刺能够激活受损的神经元，调节施万细胞的生物学行为，促进其合成释放神经营养因子，从而加速神经通路的重建。齐针在穿刺入皮肤及皮下时，相对普通针刺提高了感觉输入的刺激量，更有利于神经功能的重建，因此，在治疗感觉异常等神经末梢损伤类疾病时更具疗效。

此外，也有研究表明 [9]，针刺对某些特定穴位的刺激会激活感觉神经纤维、脊髓和大脑。针刺利用岛叶皮质、杏仁核、下丘脑、孤束核、髓核腹外侧等大脑自主神经复杂网络的信息整合和传出，可缓解内脏功能障碍和炎症，缓解疼痛，这也是皮下针及齐针疗法产生快速抑痛作用的潜在机制。

（六）淋巴系统

淋巴管与血管的走行基本一致，在皮肤的乳头下层和真皮深层，淋巴管形成浅网和深网，汇集了皮肤各层的细胞及纤维之中的淋巴液，并联通所属部位的淋巴结。淋巴结是淋巴系统中的关键组成部分，它们的主要功能是过滤淋巴、产生淋巴细胞和参与免疫应答。

淋巴系统是人体内重要的防御系统，淋巴系统主要从组织间隙中收集多余的液体，然后通过淋巴管和淋巴结的淋巴窦向心流动，最后流入静脉。皮捏技术通过按摩促使皮肤及皮下组织进行相对滑动，可促进淋巴液的流动，有效缓解身体局部肿胀和疲劳。淋巴回流增强后，淋巴结过滤作用也会相应提高，身体免疫力和自愈能力得到强化。

（七）"流动流体的超级高速公路"系统——经络

2018 年，美国多名科学家在国际著名期刊《Scientific Reports》上发表论文指出 [10]，他们利用最新技术发现了人体内"流动流体的超级高速公路"。这个新发现的网络遍布人体的致密结缔组织薄层，是互相连接的间质，位于皮肤之下，和肠道、肺部、血管以及肌肉内部连接在一起，形成由强大的柔性蛋白质网支撑的网络，其间充满液体。携带这类间质液的网络是人体的一个独特器官。它甚至可能是人体内最大的几个器官之一。以纽约大学为首的研究团队表示，这一新发现的器官遍布全身，这些互相连接的间质相当于"流动液体高速公路"。它们所处的位置有：皮肤表层下方；沿着消化道、肺和泌尿系统；围绕动脉、静脉和肌肉之间的筋膜。这些科学研究人员说："长久以来，中医的经络系统存不存在，一直是现代医学质疑的主要对象，我们的研究发现证明，中医经络的确是存在的。这将会为未来人类医学的融合性发展提供必要的理论支撑，必将促进中国医学与世界医学的结合，产生一个新的时代。"2020年，国际生理和医学界权威期刊《循证补充和替代医学》发表论文[11]，研究人员采用医学荧光造影技术首次清晰观察到了沿人体经络穴位迁移的连续荧光线，为证实中医经络的存在提供了有力佐证。

皮下高速流体这一结构的存在，为皮肤及皮下组织的信号传递带来了新的理论变革。皮肤感受器接受的伤害信息，可能不再局限于单纯神经通路的电信号及神经递质的化学信号传递，还应该能假设通过皮下高速流体层快速传递伤害信息，从而激发机体的自我防御和修复机制，实现神经—体液免疫的快速调控。因此，我们做出如下假设：皮捏及针刺等应力刺激可以通过神经系统和皮下高速流动流体这两条途径向人体进行相关信息传递，激活体内治疗性活性物质，从而快速发挥作用。这一假说为解释"林邑三联疗法"的治疗机理提供了符合逻辑的理论支撑。

（八）外泌体与针刺治疗信号转导的假说

1987年Johnstone首次在成熟的哺乳动物网织红细胞中发现[12]，几乎所有活细胞在正常及病理状态下均可分泌外泌体。外泌体及其内含物质作为神经、内分泌、免疫等细胞间相互通信的重要载体，可能在针刺信号传导过程中发挥重要作用。

外泌体运载物质种类丰富，包含的蛋白质如细胞骨架蛋白、信号转导相关蛋白、代谢酶类、抗原结合提呈相关蛋白等九千余种，核酸组分mRNA、miRNA、lncRNA、mtRNA、circRNA等六千余种，脂质组分如鞘磷脂、磷脂类、神经酰胺和甘油三酯等一千余种[13]。

外泌体独特的生理学结构与功能，在针刺信息传递中具有很多优势，为实现针刺信息在体液途径远距离、精准靶向传递提供了生物学基础[14]。外泌体具有磷脂双分子层结构，能够保护信号分子在传递过程中不被降解，保证了其在体内运输的稳定性和安全性。在外泌体表面有一种"邮政编码"——整合素，可以使外泌体积累到特定器官，改变其微环境并进一步在相应部位发生转移。不同细胞分泌的外泌体拥有不同的整合素类型，从而靶向不同的器官，影响特定器官转移前微环境的形成。此外，外泌体所携带的蛋白质、脂质以及核酸等生命信息遵循生物体运行的有序性，防止信息传递的错乱[15]。外泌体具有的靶向性，能够特异性结合到特定细胞并运输相关物质，这种靶向运输确保了信号的精准传递[16]。

　　针刺发挥治疗疾病作用，或许是从调节外泌体释放，促进病变部位信号传递开始的。目前有研究认为，针刺体表某些部位或穴位，能引起相关内脏功能的改变，从而起到治疗和调节作用。外泌体可携带特异性生物信息分子，全身广泛分布，既能反映机体生理和病理的变化，又能精准到达疾病的靶点发挥治疗效应，这与"脏腑—经穴相关"理论中，内脏器官生理或病理性的改变可在体表有所反应，而针刺在体表取穴可治疗疾病的中医理论相似。此外，研究发现[17]，针刺可以增加外泌体的释放量，并调控其携带的物质。外泌体在病变部位的增加可以改变局部微环境，使得针刺所产生的有效治疗成分更精准地到达病变部位，实现"气至病所"的效果。针刺作用于穴位后，激活针刺穴位微环境小网络，使针刺信息在穴位局部启动并级联放大，进而调动人体自身的神经—内分泌—免疫调节大网络，通过调控将针刺效应信息输出到靶器官，调节疾病的病理生理反应，产生针刺疗效。

　　"林邑三联疗法"中的皮下针疗法和谢氏齐针疗法实际上是针刺方法上一种创新，其均能通过激活外泌体的释放和调控，促进外泌体在体内的精准传递和靶向运输，从而实现病理状态的调节和疾病的治疗。

　　结合"皮下高速流动的流体层"的结构基础，信息物质在皮下这一层特殊体液中快速传递可能还需要转载物质，因此我们认为，外泌体可能就是这一信号转导的物质基础。外泌体可携带特异性生物信息分子经过"皮下高速流动流体层"进行快速的信息传递。因此，我们认为皮肤及皮下层的一些物理刺激，能够快速引发神经体液免疫反应，起到精准且迅速的治疗效应。

二、筋膜、肌肉与骨膜的结构与功能

（一）筋膜

　　筋膜在人体广泛分布，是许多病症疼痛、活动障碍发生的基础。筋膜有深浅之分，浅筋膜多位于真皮和深筋膜之间，在颜面部等没有深筋膜的区域，则位于真皮和骨膜之间。

浅筋膜，又称皮下筋膜，由疏松结缔组织构成，主要含有脂肪、浅静脉、皮神经以及浅淋巴结和淋巴管等结构。

深筋膜，又称固有筋膜，位于浅筋膜深面，由致密结缔组织构成，分布于全身且部分互相连续。深筋膜包围着单独的肌肉或者肌群、腺体、大血管和神经等结构而形成筋膜鞘。四肢的深筋膜也称肌间隔筋膜，其发育与肌肉的发达程度相关，如股四头肌群表面的阔筋膜厚而坚韧，而腹部肌群的深筋膜则发挥填充肌腹间隙的作用。

还有一部分筋膜包绕脏器，称为脏层筋膜，也称浆膜下筋膜，它将器官悬浮在腔内，并将它们包裹在结缔组织膜层中，起到约束和保护脏器的作用。

筋膜的分布走行，除了对肌肉、脏器起保护作用外，也在一定程度上约束它们的活动。当筋膜内出现炎症反应时，也会根据其走行分布，累及周围组织，造成疼痛等症状的扩散。

由于筋膜对肌肉组织的包绕，筋膜的紧张会限制肌肉的运动，导致肌肉疼痛、僵硬等问题。谢氏齐针疗法同时使用多根针深度刺入，穿透筋膜层，在筋膜层上形成网状孔洞，释放筋膜内压力，使肌肉得到放松；有效地延长和松解筋膜，从而减少对血管的压迫，起到促进血液循环的作用。

（二）肌肉

人体肌肉约 639 块，按功能分可分为平滑肌、心肌、骨骼肌，按形态分可分为长肌、短肌、扁肌和轮匝肌。它们主要由肌肉组织构成，肌细胞的形状细长，呈纤维状，故肌细胞通常也称为肌纤维。其中，平滑肌主要构成内脏和血管，具有收缩缓慢、持久、不易疲劳等特点，心肌构成心壁，两者都不随人的意志收缩，故称不随意肌。骨骼肌分布于头、颈、躯干和四肢，通常附着于骨，骨骼肌收缩迅速、有力、容易疲劳，可随人的意志舒缩，故称随意肌。骨骼肌在显微镜下观察呈横纹，故又称横纹肌。下面要讲的主要是骨骼肌。

人体的肌肉系统中骨骼肌占绝大部分，分布广范，约占体重的 40%，每块骨骼肌不论大小如何，都具有一定的形态、结构、位置和辅助装置，并有丰富的血管和淋巴管分布，受特定的神经支配。因此，每块骨骼肌都可以看作一个运动器官，而这个运动器官，主要是由肌腹和肌腱两部分组成。

骨骼肌附着在骨骼上，常常成对出现，在控制关节的屈伸活动过程中，存在协同肌与拮抗肌。协同肌在执行动作时，共同协作以增强或辅助主要肌肉完成动作，拮抗肌与主要肌肉功能相反，即当一组肌肉收缩时，另一组肌肉会相应的放松或伸展，以维持特定运动或保持姿势。这些肌群所引发的关节活动均在神经系统的支配下进行，神经传导信号控制骨骼肌收缩，从而牵引骨骼产生运动。所以，骨骼肌是人体运动系统的主要动力部分。

肌腹是肌器官的主要部分，位于肌器官的中间，由许多骨骼肌纤维借助结缔组织结合而成，具有收缩能力。其中，包在整块肌肉外表面的结缔组织称为肌外膜。肌外膜向内伸入，把肌纤维分成大小不同的肌束，称为肌束膜。肌束膜再向内伸入，包围着每一条肌纤维，称为肌内膜。肌膜是肌肉的支持组织，使肌肉具有一定的形状。血管、淋巴管和神经随着肌膜进入肌肉内，对肌肉的代谢和功能调节等具有重要意义。

肌腱位于肌腹的两端，由致密结缔组织构成。在四肢多呈索状，在躯干多呈薄板状，又称腱膜。腱纤维借肌内膜连接肌纤维的两端或贯穿肌腹中，腱不能收缩，但有很强的韧性和张力，不易疲劳。其纤维伸入骨膜和骨质中，使肌肉牢固附着于骨上。

关于肌腱和肌腹的功能，医学上有个著名的反射为牵张反射。牵张反射在维持身体姿势和运动控制中起着关键作用，分为肌紧张和腱反射两种类型。肌紧张是指缓慢持续牵拉时发生的牵张反射，表现为受牵拉的肌肉处于持续、轻度的收缩状态；腱反射是快速牵拉肌腱时发生的牵张反射，如叩击股四头肌肌腱引起股四头肌收缩。牵张反射的感受器是位于肌肉内部的肌梭，它能感受肌肉长度的变化。肌梭被激活后，肌肉反射性的收缩可以增强肌肉的向心收缩力，从而提高肌肉的力量输出。齐针刺激较深时可引发肌肉反射性收缩，从而增强肌力。

有研究表明[18]，点状重刺激按压骨骼肌的肌腱能够降低肌张力，这与肌腱内存在丰富腱器官，能够感受张力变化，并通过牵张反射等神经调节有关。在临床应用中，皮下针常留针于肌腱处，用于降低肌张力，减轻疼痛。

（三）骨膜

骨膜是骨表面除关节外所被覆的坚固的结缔组织包膜，非常紧密地附着在骨骼上。

从传统的认识上来讲，骨膜主要分为两层：浅表的纤维层和深面的生发层，二者的分界并不明显。其中，纤维层的结构相对较厚，细胞成分少，主要为粗大的胶原纤维束，相互交织成网，部分纤维可穿通骨质，起到固定骨膜和韧带的作用。生发层附着于骨表面，纤维成分不多，排列亦疏松，但血管、细胞丰富，有成骨能力，所以也被称为成骨层，其细胞成分有骨祖细胞、成骨细胞、破骨细胞和血管内皮细胞，有研究表明，生发层的组织成分随着年龄和功能活动的变化而变化。

近年来，也有人提出了新的骨膜的分层观点，比如根据骨膜的功能和解剖学基础，提出了将骨膜分成三层的观点：浅表的纤维层、中间的血管性未分化区以及深面的生发层等。他们认为，骨膜的中层组织结构除了可以为祖细胞供给营养外，还可以调节骨和周围软组织间相互作用，起到缓冲带的效果。当然，骨膜的具体分层目前仍有争议，但总体而言，骨膜的大致结构和功能还是大同小异的。

同样，骨膜也是一个结构复杂又有序的器官，它具有丰富的血管和神经分布。骨膜的神经纤维主要是无髓神经纤维，这些神经纤维的游离神经末梢与痛觉有关。骨膜神经丛的部分神经纤维通过特定的通道进入骨骼内部，而其余的神经纤维则在骨膜内形成神经末梢。这些神经纤维能够感受到骨表面受到的撞击或损伤时的刺激，从而使患者感觉到疼痛，这对于保护骨骼免受进一步伤害是非常重要的。齐针疗法除了前文所述的促进血液循环作用外，针刺至骨膜层面，不仅可兴奋骨膜表面的伤害性感受器，同时还可以激活体内痛觉信号处理系统，抑制中枢伤害感受性神经元的兴奋而产生镇痛作用[19]，这与闸门控制学说有关，具体关联将在后文中讨论。

骨膜的作用除了固定和营养外，还体现在骨膜损伤后的病理过程中。虽然骨膜本身并不能直接生成新骨，但研究表明[20]，骨膜能促进骨损伤的修复，同时在骨的再生过程中也起着非常重要的作用，针刺刺激骨膜，可以启动骨膜的病理修复过程，促进骨的再生。

林邑三联疗法，将皮捏技术、齐针疗法、皮下针疗法三种技术联合运用，通过物理刺激作用于患者的皮肤、肌肉、筋膜、骨膜等处，促进局部的血液及淋巴循环，从而减轻组织肿胀，以达到缓解疼痛、改善和恢复患者功能的临床治疗目的。

总之，掌握有关的解剖结构，是深刻理解林邑三联疗法治疗机理，将其更好应用于临床，以达到最佳治疗效果的前提和基础。

第三节　西医理论探讨

一、皮捏疗法

皮肤表皮层中最主要的组成细胞为角质形成细胞，通过产生角质蛋白维持皮肤的功能，表皮层无血管，但有丰富的神经末梢，是皮捏疗法对表皮产生作用最重要的基础。真皮层则主要由结缔组织构成，包括各种成纤维细胞及其分泌成分，皮肤附属器和神经血管也分布其间。

皮捏疗法捏起表皮，在皮肤表面循序捏拿捻动，犹如雀啄，或若物夹，有轻微刺痛感。皮捏直接刺激人体皮肤浅层，并将机械应力传入机体相关组织，引起机体内的生理、生物化学、神经体液免疫等各方面都产生不同程度的变化。

我们认为，皮捏疗法的作用机制主要包括两点：一是通过快速捏起表皮来松动周围组织，引发皮下疏松结缔组织与肌肉的相对滑动，从而松解局部粘连，改善关节活动度；二是通过应力刺激，扩大组织间隙，促进局部血液及淋巴循环，放松局部肌肉，减轻组织肿胀，从而快速缓解疼痛等症状，起到治疗的目的。

此外，皮捏也可以刺激皮下丰富的神经网络，兴奋交感与副交感神经，从而对相应支配的器官脏腑起到调节作用，调控免疫系统，促进神经递质细胞的释放，促使人体自我调节和自我恢复，增强人体的免疫力。

另有研究表明，推拿能够有效抑制疼痛在脊髓的传导，降低局部的致痛物质，增加镇痛递质的释放，降低患者对疼痛的敏感度，提高患者疼痛的阈值以达到镇痛的目的。皮捏疗法实际上是推拿疗法的一种创新，虽未进行这部分的研究，但应该可以确定的是其对疼痛的治疗机理应该大致相同。除此之外，我们还可以根据前文所提及的"皮下高速流动流体层""外泌体与针刺治疗效应"做出新的假说，为今后的临床与研究工作提供新的思路。

二、谢氏齐针疗法

谢氏齐针疗法的作用位点较其他两种疗法更加深入，一般可达肌肉筋膜层，或作用于肌腱，或作用于骨膜（在皮肤及皮下组织菲薄的位置），是三联疗法中作用位置最深、损伤程度最大的一种技法。

谢氏齐针疗法在施针时，选择病变部位或腧穴同时刺入多根针，疾进疾出。该方法与传统的针灸取穴原则不同。传统针灸根据辨证循经取穴，由点到线，谢氏齐针疗法则基于病位取穴，由点及线再到面的治疗，对肢体麻木、皮肤老化等病变范围较广的患者，较传统针灸优势明显。选择多根针同时刺激靶点，能够明显增强针刺的刺激量，更大程度地在疾病所影响的部位发挥疗效。尤其针对感觉异常部位面积比较大的患者，采用更多的针灸针行齐针疗法，其必然更大程度地增强针刺刺激量，从而达到提高疗效的目的。

谢氏齐针疗法采取多针齐刺的方法，主要能够起到以下作用：一是在同一时间同一靶点数根针齐刺易使局部血管出血，加速微循环的重建[21]，为疾病的恢复打下生理基础。二是多根针同刺可增加感觉输入，提高刺激量，以量变引发质变，激活神经传导通路，从而显著改善感觉障碍的问题，提高神经传导效率，活化局部细胞，在治疗脑卒中后遗症、糖尿病周围神经病变等引起的肢体麻木和机体细胞失活等方面疗效显著。

此外，谢氏齐针疗法的抑痛机制，也可能与闸门控制学说有关。闸门控制学说[22]，是由梅尔扎克（Melzack）和瓦尔（Wall）在1965年提出的，用于解释伤害性刺激与疼痛之间的复杂关系。闸门控制学说认为，伤害性刺激的信息首先会传达至一个特殊胶质传递细胞（SG细胞），SG细胞可以被两种类型的神经纤维所激活：一种是粗大、带髓鞘的纤维（Aβ纤维），它们通常传导非伤害性感觉，但需要在刺激达到一定强度时才能被激活。另一种是微细的纤维（C 纤维），主要传导伤害性刺激。具体来说，粗大的纤维（通常被称为粗纤维）的冲动会激活 SG 细胞，然后使 SG 细胞向一种脑传递细胞（T 细胞）发出抑制性冲动。这种抑制性冲动会阻断外周纤维向 T 细胞传导的传递冲动，从而形成一种"关闸"作用，阻止疼痛信号的传递。而微细纤维的激活则会抑制 SG 细胞，使 SG 细胞无法向 T 细胞发出抑制性冲动。这样一来，疼痛信号的传递就不会被阻断，形成了"开闸"作用，允许疼痛信号传递到大脑，产生疼痛感。谢氏齐针疗法正是通过多根针刺激同一部位，较传统针刺明显增加刺激量，进而激活粗纤维（Aβ 纤维），使闸门关闭，起到减轻或消除疼痛感作用。具体见图 1-4。

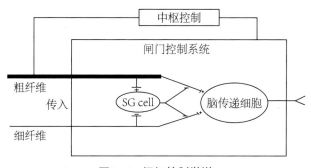

图1-4　闸门控制学说

三、皮下针疗法

皮下针疗法是指循肌肉走行方向在皮下层行平刺。皮下层即浅筋膜，主要包括疏松结缔组织和脂肪组织，是连接皮肤和深层组织的一种中间结构，中间还包含着一些小血管、淋巴管以及极少量的神经末梢组织。皮下针疗法在针刺过程中患者无明显针感，不影响运动，且可长时间留针，其能使复杂的结缔组织支架持续感受针刺产生的机械力，通过神经系统与体液信息的反馈，相应地影响不同系统的生理功能和病理状态，起到缓解疼痛和改善血液循环、促使淋巴回流的作用。

关于针刺皮下组织无明显疼痛的效应机制，目前国内外研究尚无明确定论，但许多专家提出了不同的假设。有学者认为皮下层的结缔组织中含有成纤维细胞、巨噬细胞、浆细胞、白细胞、胶原纤维、基质等多种成分，但神经末梢成分极少，其机械作用可促进针体周围大量成纤维细胞可逆性收缩，进一步牵拉胶原纤维，引起基质变化，最终影响整个间隙的结缔组织。因此皮下针的针刺作用，不仅可以通过机械作用影响浅筋膜局部生理变化，也能避免损伤神经血管，引起患者疼痛不适等情况。此外，也有学者认为针刺对于疼痛信息的传递具有一定影响[23, 24]。针刺可通过作用于某些炎性通路，影响痛觉信号的上下游传递，如针对性抑制上游神经元信号传递的过程，改善痛觉中枢与周围神经元的敏化，也可减少下游炎症因子的释放，多方面地抑制疼痛信号传导，从而产生无痛效应。

而近年来，关于皮下层的研究也取得一些新的突破，为皮下针无痛效应发生机制提供了一些新思路。有国外的科学家通过运用基于探针的共焦激光显微内镜，发现过去我们所认为的遍布人体的致密结缔组织薄层是互相连接的间质，这些间质组织位于皮肤之下，肠道、肺部和肌肉内部，并连接在一起形成由强大的柔性蛋白质网支撑的、其间充满液体的网格。同时，北京医院李宏义教授团队发现人体存在除了血液循环系统及淋巴循环系统以外的第三种体液循环系统，即组织液循环系统，首次发现了其解剖结构，这种组织液网络广泛分布在动静脉外膜、神经和皮肤等纤维结缔组织中，认为组织液不仅在局部扩散，也能像血液、淋巴液一样在全身流动。因此，假设皮下"高速流体层"和"组织液循环系统"结构存在，那么结合近代研究的成果我们可以认为，针刺作为一种物理刺激，可以调节局部炎性介质（如 5- 羟色胺、P 物质、白三烯等）的释放，增高脑和脊髓内的内啡肽浓度、调节脑内相关酶的合成、抑制神经递质和痛觉的传导，还能改善血管舒缩功能、抑制血浆蛋白外侵，改善痛觉过敏，降低患者的疼痛阈值，发挥着消炎、镇痛的作用。同时，基于皮下层是一个"整体"的"高速流动"的循环系统，那么针刺产生的局部变化通过这一系统的传导能够产生更为广泛和快速的效应；依据"外泌体"假说，皮下针的针刺信息也有可能调动人体自身的神经—内分泌—免疫调节大网络，通过外泌体实现远距调控将针灸效应信息输出到靶器官，从而调节机体的整体平衡。

（刘语嫣）

第四节　中医理论基础

一、皮捏疗法

皮捏疗法是指通过捏法将表皮轻轻提起，在皮肤表面循序捏拿捻动，连续多次，犹如雀啄的治疗方法。具有改善皮肤气血运行，疏通营卫，增强机体抵御外邪的能力，同时能透热化气，使经络、脏腑邪气自里向外宣发，进而调理经络脏腑。皮捏疗法的灵感源于中医推拿中的捏脊手法，其与捏脊作用类似，但又有所区别。捏脊疗法最早见于晋·葛洪《肘后备急方·治卒腹痛方》中"拈取其脊骨皮，深取痛引之，从龟尾至顶乃止，未愈更为之"，是在中医学理论指导下，通过拿、捏、推、提等手法直接刺激脊背皮肤以达到防治疾病的一种中医特色疗法。谢辉教授在捏脊疗法的理论基础上结合多年临床实践经验创立了皮捏疗法，结合皮部理论和营卫理论，既注重腧穴的近治作用，也重视其表里内外的联系，实现了"因区辨病""因病选区"，打破了传统捏脊疗法施术部位的局限性。

（一）皮部理论

《素问·皮部论》曰："皮有分部，脉有经纪，筋有结络，骨有度量，其所生病各异。"皮部是十二经脉及其所属络脉在皮肤的分区，内联脏腑经络，受气血津液温煦濡养，可调节人体适应六气变化，对外界的变异具有调节和适应的功能。它有别于经络的"线"状，有异于络脉的"网"状，隐藏于皮下的经脉和络脉，使皮部并非只是一个简单的"面"状而可视为复杂的三维立体结构。因十二经脉有手足同名经脉，例如手太阳小肠经和足太阳膀胱经为手足同名经，即"上下同法"，故将十二经脉皮部合为六经，称之为"六经皮部"。六经皮部各有专名，手足阳明经皮部称为"害蜚"；手足少阳经皮部称为"枢持"；手足太阳经皮部称为"关枢"；手足少阴经皮部称为"枢儒"；手足厥阴经皮部称为"害肩"；手足太阴经皮部称为"关蛰"。

皮部与络脉、经脉、脏腑系统相互关联。《素问·皮部论》曰："皮者，脉之部也。"《灵枢·脉度》论述"阴脉荣其脏，阳脉荣其腑，如环之无端，莫知其纪，终而复始"，认为脏腑对人体的生理病理调节功能的实现，是皮部、经脉、络脉协同作用的结果。《灵枢·海论》记载"夫十二经脉者，内属于腑脏，外络于肢节"，说明脏腑与经络之间在生理状态下存在明确的相关性，如心"主血脉"或肾"司二便"的功能实现，与皮部—络脉—经脉—脏腑系统的共同协同是相关的。络脉是经脉支横别出的分支，网络各经脉，遍布全身，可沟通网络人体脏腑，具有渗灌气血，贯通营卫的作用。络脉沿经布散，分布广泛，包括十五络脉、孙络、浮络等。《灵枢·脉度》曰"经脉为里，支而横者为络，络之别者为孙"；《医门法律·络脉论》曰"十二经生十二络，十二络生一百八十系络，系络分支为一百八十缠络，缠络分支连系三万四千孙络，孙络之间有缠绊"；《素问·皮部论》曰"视其部中有浮络者"，言明皮部与络脉关系密切，皮部也是络脉的分区，皮部—络脉的分布特点与皮肤—血管、神经、淋巴管的结构及分布相似。

皮部理论中络脉主要指的是浮络，其循行于人体浅表部位且常浮现，起着沟通经脉、脏腑，输达肌表的作用，通过皮部可以辨别疾病病位、病性及后期转化。

1. 皮部可辨病性、病位

《小儿卫生总微方论·诸般色泽纹证论》曰："左颊主肝，右主肺，额上主心，鼻上主脾，颐上主肾，色青为风，色赤为热，色黄为食，色白为气，色黑为寒也。"《灵枢·邪客》曰："视其血脉，察其色，以知寒热痹痛。"《灵枢·经脉》曰："胃中寒，手鱼之络多青矣；胃中有热，鱼际络赤；其暴黑者，留久搏也；其有赤有黑有青者，寒热气也；其青短者，少气也。"《素问·皮部论》曰："其色多青则痛，多黑则痹，黄赤则热，多白则寒，五色皆见，则寒热也，络盛则入客于经，阳主外，阴主内。"《灵枢·邪气脏腑病形》曰："面热者，足阳明病；鱼络血者，手阳明病；两跗之上脉坚若陷者，足阳明病。"即病邪由外袭表入里或各经间传变影响，会导致十二皮部相应部位出现异色、疼痛、红肿、瘙痒、斑疹等异常反应，基于此可以分析判断疾病的病性、病位。

2. 皮部可辨脏腑虚实变化与转归

《灵枢·本脏》曰"视其外应，以知其内脏，则知所病矣"，司外揣内，见微知著，脏腑所藏之气血精微沿经络运行布散至体表，反映于皮部，因此观察皮部变化可测知体内脏腑气血盈亏及预测疾病的顺逆。

3. 皮部可辨病机传变

《素问·汤液醪醴论》曰："夫病之始生也，极精极微，必先入结于皮肤。"《素问·皮部论》言："皮者脉之部也，邪客于皮则腠理开，开则邪入客于络脉，络脉满则注于经脉，经脉满则入舍于腑脏也。"中医学认为，人是一个有机整体，皮—肉—脉—筋—骨—脏腑是人体最基本的层次结构，皮部是病邪入侵人体的第一道防线，由皮—肉—脉—筋—骨—脏腑逐层深入，符合外感病由表及里、由浅入深的传变过程。《素问·阴阳应象大论》也有类似关于外感类疾病传变规律的记载，"故邪风之至，疾如风雨，故善治者治皮毛，其次治肌肤，其次治筋脉，其次治六腑，其次治五脏。"可见皮部在外感病传变过程中处于早期阶段，故"百病始生，先于皮毛"。

孙思邈提出："上工治未病，中工治欲病，下工治已病。"皮部理论为"内病外治"和"外病内治"奠定了理论基础，无论是未病先防还是既病防变，都可从"皮"论治，使病邪由"皮"而解。《素问·皮部论》说："是故百病之始生也，必先于皮毛。"如果在病邪侵入皮部这一层面上及时进行干预和治疗，机体便很快康复，一旦这一卫外之藩篱遭到破坏，病邪便会顺势而入，由浅入深，顺着经脉入侵脏腑而为病。"治皮毛"不仅强调了在疾病早期治疗的重要意义，同时强调要根据疾病传变规律见微知著，弭患于未萌。人体的阴阳、气血、表里、上下交相贯通，皮部居于人体最外层，皮部与经络相连、内通脏腑，受脏腑经脉藏守之营卫气血温煦濡养，可调节人体适应六气变化，为人体的外层屏障，维持机体的功能活动。因此应用皮捏疗法刺激相应的反应点，通过"皮肤—经络—脏腑"的联系，发挥"溢奇邪""通荣卫"的作用，使络脉通畅、气血营卫调和，从而驱邪外出，达到治疗疾病的目的。

（二）营卫理论

《灵枢·营卫生会》曰："营在脉中，卫在脉外。"《灵枢·邪客》曰："营气者，泌其津液，注之于脉，化以为血，以荣四末，内注五脏六腑。"营气走行于脉中，由水谷精微之精华生成，可化生血液，沿脉运行输布周身，温煦肌肤、充养全身。

《素问·痹论》曰："卫者……不能入于脉也，故循皮肤之中，分肉之间，熏于肓膜，散于胸腹。"《灵枢·本脏》云："卫气者，所以温分肉，充皮肤，肥腠理，司开阖者也。"《灵枢·邪客》云："卫气者，出其悍气之慓疾，而先行于四末分肉皮肤之间，而不休者也……常从足少阴之分间行于五脏六腑。"指出卫气运行于脉外，在皮肤、分肉、筋膜及胸腹，全身循行，其有剽疾滑利、游走透窜的特性，使得卫气具有温分肉、肥腠理、充皮肤、司开阖及抵御外邪的生理功能。

《素问·皮部论》有云："是故百病之始生也，必先于皮毛。邪中之，则腠理开，开则入客于络脉，留而不去，传入于经，留而不去，传入于腑，廪于肠胃。"阐述了皮部是机体卫外的首要部位，机体受邪，必起于皮部。当营卫调和时，才能发挥好皮部的卫外功能，营卫调和是人正常生长发育、健康长寿的基础条件。营卫调和，则邪气难以侵袭；营卫失调，腠理开合失司，邪气入里则百病生。皮捏疗法主要刺激皮部，因此可激发营卫之气，增强皮部的防御保护机制，通过标本根结、气街四海进而加强全身联系。

二、谢氏齐针疗法

谢氏齐针疗法是谢辉教授在深度挖掘《灵枢·官针》理论结合多年临床经验分析总结而创立。它是采用多根毫针在病变部位或者腧穴位置同时刺入、疾进疾出、通经解结以达到治疗疾病目的的一种新式针刺疗法。其融合了中医和西医理论，从皮肤、筋膜、肌肉、骨膜多层次多维度治疗疾病。谢氏齐针疗法将易经理论与局部多针刺法相结合，将"以知为数，以痛为输"作为选穴原则，以"五刺"指导针刺深度，以疾进疾出、同进同出为手法特点，具有通经解结、泻其血热、散其寒气、调和营卫、调节脏腑经络等作用。谢氏齐针疗法是对传统疗法的继承和创新，也是对针灸疗法的返璞归真。早期仅用于肢体疼痛和麻木的治疗，效果显著，现逐渐应用于内科疾病。谢氏齐针进行治疗时，可根据患者的病变部位、病变程度等实际情况调整毫针数量、穴位、针刺深度等，相较于传统多针刺具有更好的临床疗效。

（一）"以知为数，以痛为输"

"以痛为输"是历代医家经过实践总结积累的经验，并创造了十四经脉和相应穴位。早在砭石时代，古人们本能地用手或工具来安抚以缓解疼痛，在其中发现了不少有奇异功效的穴位。随着痛感取穴法的不断总结完善，形成了《灵枢·经筋》篇"治在燔针劫刺，以知为数，以痛为输"的理论。其中"知"本义指知觉，可理解为得气或感知，表现为切按局部痛点或其周围出现酸胀疼痛的得气感；"数"指标准、原则或者顺序，是基于酸胀疼痛的得气感从而决定施针顺序或原则。如《素问·骨空论》曰："缺盆骨上切之坚痛如筋者灸之。"《灵枢·五邪》曰："邪在肺……咳动肩背。取之膺中外腧，背三节之傍，以手疾按之，快然乃刺之。"《灵枢·癫狂》曰："取之下胸二胁咳而动手者，与背腧以手按之立快者是也。""切之""按之"是"以知为数"的动作表现，如果说"以痛为输"是穴位响应，那么"按之立快""应在中而痛解"则是穴位效应。

药王孙思邈在《备急千金要方》中记载："有阿是之法，言人有病痛，即令捏其上，若理当其处，不问孔穴，即得便快成（或）痛处，即云阿是，灸刺皆验，故曰阿是穴也。"提出了"阿是之法"及阿是穴概念。阿是穴，《扁鹊神应针灸玉龙经》称"不定穴"，《医学纲目》称"天应穴"，异名而同类。虽然历代医家对其提出了不同的名称，但都是从不同角度对这一概念进行更加深入的探索挖掘。近代学者认为未经任何修饰演变"以痛为输"的阿是穴，才是最原始的腧穴，是穴位敏化状态的体表表现。随着近年穴位敏化等研究的深入，通过对穴位敏化现象的探寻，对于"以知为数，以痛为输"的含义有了更为科学的认识，且又提出扳机点、激痛点和阳性反应点等科学理论，是对其进行传承与发展，是从宏观到微观的细化，可为靶点针灸临床取穴定位提供一些思路。

穴位具有功能可塑性，表现为一种动态的过程，即当疾病激活了腧穴从而产生自发性的体表外在反应，既体现在疾病的诊断中，也体现在疾病的治疗中。疾病反应点的表现形式多种多样，大致可分为形态改变点和功能改变点。

形态改变点如皮下组织和肌肉处出现条索状或结节样改变、皮肤出现红疹、浅表血管改变和色泽改变等；功能改变点如力敏点（压痛点、压之快然点）、低阻点等。

对于"以痛为输"的临床应用应有一个全面透彻的理解，此"痛"绝非患者口述之痛，而是指医者用四诊探查出来的与疾病相关的异常反应点。谢氏齐针疗法选取疾病反应点都是医者以四诊结合患者的感应而确定的，其中对于反应点的应用最为常见，且在阿是穴的理论指导下将其分为痛点、痛线、痛面。

痛点即在患者的身上可以触及的点状分布的疾病反应部位，也就是常说的阿是穴，由于患者体质、病情、病位及病程等有异，痛点的韧度、硬度、大小、深度各不相同，且患者身上的这些痛点可随着疾病的变化而发生性质的变化。

痛线是医者经过探查手法探得的患者有疼痛感应的线状分布的反应部位，其分布可以是与身体纵轴平行的，也可以是垂直的，有些是纵横交错分布的，并无确定的方向可言。《灵枢·刺节真邪》篇中记载："一经上实下虚而不通者，次必有横络盛加于大经，令之不通，视而泻之，此所谓解结也。"此处的"横络"就是痛线的具体表现形式。

随着病程的延长及病情的加重，患者多会感觉疼痛程度增加，范围加大，但是疼痛的具体位置却模糊不清，其表达的不再是清晰可辨的痛点，而是不能明确界定的许多个部位，此时多选用呈片状分布的痛面作为反应点，常见于疾病的中后期。

阿是穴及其所延伸而出的痛线、痛面治疗范围广泛，对内、外、妇、儿各科疾病皆可应用。

《黄帝内经》中提出痛症的病机主要为"不荣则痛""不通则痛"，说明阴阳失衡，营卫失和，津液气血亏虚，导致脏腑经络官窍失于濡养，或是邪气阻滞，致使机体气机不畅，脉道气血运行受阻，都会产生痛症。通过对痛点、痛线、痛面进行针灸可调气理血，疏经通络，达到荣则不痛、通则不痛的治疗目的，对许多痛症的治疗效果是立竿见影的。

形态改变点的选取受刺络疗法的影响，常选用与疾病相关部分怒张瘀阻的络脉，在皮下显露，呈青紫色，正如《灵枢·血络论》所说：血脉者，盛坚横以赤，上下无常处，小者如针，大者如筋，则而泻之万全也，故无失数矣。《素问·针解》曰"菀陈则除之者，出恶血也"，明确指出刺络放血法应遵"菀陈则除之"的治病机制。《素问·调经论》曰"血有余，则泻其盛经出其血，不足……勿令血泄""视其血络，刺出其血，无令恶血得入于经，以成其疾"刺络放血法能泻盛经之血或放出瘀血，因势利导以疏通经气，调理气血，并且以泻实为多，与上述通则不痛的目的一致。

但需强调的是"以痛为输"在一定程度上降低了针灸临床对疼痛的诊断要求，疼痛作为许多疾病的共有症状，根本无法完整反映病因病机，单纯将"以痛为输"作为疾病反应点选取的准则，缺少细致的分析，极有可能造成漏诊、误诊。

谢氏齐针疗法强调"以知为数"，充分发挥经穴诊断的作用，尤为重视揣穴以提高临床疗效。《灵枢·经水》载："审、切、循、扪、按，视其寒温盛衰而调之。"其中的审察、指切、推循、扪摸、按压，以及对局部体表肌肤的皮温和气血盛衰现象的观察就是独具特色的经穴诊断法。针灸的治则强调补虚泻实、调和阴阳，通过"审切循扪按"有利于分辨经络的虚实寒热情况，才可拟定因人制宜的治则，从而制定汗、吐、下、和、温、清、消、补等适合患者病情的针灸处方，正如《灵枢·刺节真邪》所说："用针者，必先察其经络之实虚，切而循之，按而弹之，视其应动者，乃后取之而下之。"《灵枢·终始》曰："凡刺之道，气调而止，补阴泻阳……痛虽不随针减，病必衰去。"《灵枢·刺节真邪》曰："泻其有余，补其不足，阴阳平复。用针若此，疾于解惑。"《灵枢·经脉》言："为此诸病，盛则泻之，虚则补之，热则疾之，寒则留，陷下则灸之，不盛不虚，以经取之。"若想实现"按之立快""应在中而痛解"的穴位效应，则需"以知为数"为前提。

谢氏齐针疗法将"以知为数，以痛为输"作为选穴及诊断的核心，并在穴位敏化的科学指导下进行延伸，将痛点、痛线、痛面、异常络脉等相融合，充分应用疾病反应点的近治作用，同时强调整体观念、辨证论治，发挥经穴诊断的特色作用，根据患者病情配合相关经穴"以脉引经气"，以求著效。

（二）局部多针刺理论

局部多针刺法，即在病变局部或腧穴处，用多支针刺入以加大刺激量来治疗疾病的方法，针感强、接触面广，可作用于病变部位较深之痹痛，比单刺法的疗效迅速。该法最早记载于《灵枢·官针》，其将刺法分为九刺、十二刺和五刺。其中十二刺中的傍针刺、齐刺、扬刺等均属于多针刺法。傍针刺法，即在病变局部或腧穴上，先直刺一针，再在其旁斜刺一针的针刺方法。《灵枢·官针》云："傍针刺者，直刺、傍刺各一，以治留痹久居者也。"齐刺法，即在病变局部中心直刺一针，再于其左右（或上下）各斜刺一针的针刺方法。《灵枢·官针》云："齐刺者，直入一，傍入二，以治寒气小深者。或曰三刺，三刺者，治痹气小深者也。"扬刺法，即是在病变中心直刺一针，再在其上下左右各刺一针的针刺方法。《灵枢·官针》曰："扬刺者，正内一，傍内四而浮之，以治寒气之博大者也。"可见医者早期运用局部多针刺以治疗痹证、寒证，后世医家在《黄帝内经》的基础上，进行继承发扬，衍生出皮肤针、项丛刺、骶丛刺、排刺法等多种刺法。

谢氏齐针疗法是《灵枢·官针》的经典针法与易理理论、现代医学理论结合的产物，也归属于局部多针刺这一大类。其遵循"以知为数，以痛为输"的治则，多选用3根、6根、9根毫针对敏化的痛点、痛线、痛面或异常络脉进行刺激，以增强所刺部位的刺激量，促进经气的感传，使其直达病所，可疏通经气、祛除深痹、散寒止痛、活血消肿，前期研究应用于肌肉筋骨关节疾病均取得了较好的疗效。根据《黄帝内经》中"以脉引经气"的论述，在应用此疗法时，除了局部取穴，还可以揣穴判断疾病的寒热虚实，按照远近配穴原则选取穴位，分别施以补泻，达到局部与整体、扶正与祛邪相互协调，进一步提高临床疗效。

（三）五体－五脏－五刺

在《灵枢·根结》中，首次提出人有皮、脉、肉、筋、骨五体之分，曰："逆顺五体者，言人骨节之大小，肉之坚脆，皮之厚薄，血之清浊，气之滑涩，脉之长短，血之多少，经络之数。"《灵枢·五色》记载"肝合筋，心合脉，肺合皮，脾合肉，肾合骨"，皮、脉、肉、筋、骨是人体的5个解剖层次结构，其内保护脏腑并与五脏相应，其外构成人体躯壳、进行运动、抵抗外邪。皮为表，是感受外界环境的第一场所，为肺所主，受五脏影响，受十二经脉之气，可抵御外邪、保护机体，病邪在皮可表现为皮槁、皮焦；脉为营，为运动功能提供物质和能量基础，由心所主，百脉朝于肺，内连于五脏六腑，网络全身，病邪在脉表现为感觉运动功能的异常，引起不随意运动反应；肉为墙，为护卫和体现运动功能强弱的重要因素，为脾所主，受经脉之气，为卫气所温养，病邪在肉表现为四肢部位的麻木不仁、拘挛不伸、痿弱不用；筋为刚，主司运动，是运动功能的核心，为肝所主，受五脏影响，受十二经脉之气，可束骨、利关节，病邪在筋表现为多种类型的运动功能障碍，如痉挛、震颤、抽搐、屈伸不能；骨为干，支持运动功能的进行，为肾所主，受髓所养，病邪在骨表现为骨节酸软、四肢逆冷及关节活动功能、关节稳定功能、骨骼活动功能、步态功能等方面的障碍。

《灵枢·官针》有刺皮、刺脉、刺肉、刺筋、刺骨五刺之别。五脏外合于人体之五体，而五体之刺则可内应五脏，故《灵枢·官针》曰："凡刺有五，以应五脏。""五刺"虽然是内应五脏的刺法，但其本质却是浅深层次刺法。

《灵枢·官针》有云："一曰半刺，半刺者，浅内而疾发针，无针伤肉，如拔毛状，以取皮气，此肺之应也。"现代针灸名家贺普仁在《针具针法》一书中写道："半刺……这种刺法是浅入针而急速出针，仅刺皮毛而不伤肌肉，比浮刺要深些，虽属于浅刺法，但不像梅花针那样浅。"半刺法刺在皮层，不入肌层，以取皮气，作用于皮肤，快入疾出不留针，状如拔毛状，与肺脏相应。因此，对于外邪入侵所引起的肺系疾病可以给予半刺法的手法施针，尤适用于小儿。邪气侵犯人体，一般为由表入里，早期病位较浅、病势较轻、病程较短，故早期采用半刺法可使病邪在未入里之前阻断其继续入侵，逼其外达。《灵枢·官针》有云："二曰豹文刺，豹文刺者，左右前后针之，中脉为故，以取经络之血者，此心之应也。"现代医者陈群益在《灵枢商注》中注解："详此乃是刺结络，必去其留血，左右前后尽取之，血著于痏上，则斑斓若豹文，故以命名，杨注差得之，张注则未也。"豹纹刺是以穴位为中心，进行散刺出血的刺法，因其针刺出血多，状如豹纹，以此名之。该刺法与九刺中的络刺、十二经的赞刺同为浅刺出血的方法，其直中血脉，而心主血脉，故和心相应，有宣泄血络壅滞之邪的作用，"诸痛痒疮，皆属于心"，临床上多用于心系病证，如麻木不仁、痛症、痈肿等疾病，常与拔罐法结合运用以提高疗效。《灵枢·官针》有云："三曰关刺，关刺者，直刺左右尽筋上，以取筋痹，慎无出血，此肝之应也；或曰渊刺；一曰岂刺。"关刺要求"直刺左右尽筋上，慎无出血"，多选取关节附近靠近肌腱的穴位直刺，进针深，直刺于筋，所以针刺时要慎重勿使出血。《刺法灸法学》中认为"关"取四肢筋肉的尽端在关节附近之意，"尽筋"是指针刺时深度应达到"筋"的层次或深度，与肝脏相应，多用于肝系病证，如腱鞘囊肿、肌腱损伤、关节炎等肌腱、韧带、关节疾病。《灵枢·官针》有云："四曰合谷刺，合谷刺者，左右鸡足，针于分肉之间，以取肌痹，此脾之应也。"合谷刺是将毫针刺达肌肉层后，借助提插手法，将针退至浅层，再依次向左右两旁斜刺，使穴位内部针刺痕迹形如鸡足状的针刺方法，与脾相应。合谷刺可加强患处刺激量，扩大刺激范围，并通过经筋、皮部、经脉起到疏导经气、疏通气血、活血化瘀的作用，在临床中多将其用于治疗与脾相关的肌肉疾病，如肌肉萎缩、肌肉痉挛、重症肌无力等。《灵枢·官针》有云："五曰输刺，输刺者，直入直出，深内之至骨，以取骨痹，此肾之应也。"输刺是直刺进针，迅速刺达骨骼，在骨病部位反复做大幅度提插手法，再逐步退针的针刺方法，与肾相应。在九针、十二针中亦有"输刺法"，五刺中的输刺与十二刺中的短刺、输刺相类似，在临床中多用于与肾相关的骨骼系统疾病如类风湿关节炎、骨性关节炎、颈椎腰椎病等。

《素问·刺要论》篇云："病有浮沉，刺有浅深，各至其理，无过其道。过之则内伤，不及则生外壅，壅则邪从之。浅深不得，反为大贼，内动五脏，后生大病。"《素问·调经论》有进一步的论述："经络肢节，各生虚实，其病所居，随而调之。病在脉，调之血；病在血，调之络；病在气，调之卫；病在肉，调之分肉；病在筋，调之筋；病在骨，调之骨。"病变的层次不同，针刺的层次亦当不同。《素问·刺齐论》提出了对针刺的要求："刺骨者无伤筋，刺筋者无伤肉，刺肉者无伤脉，刺脉者无伤皮，刺皮者无伤肉，刺肉者无伤筋，刺筋者无伤骨。"当深则深，当浅则浅，过犹不及，皆非所宜。谢氏齐针疗法在"皮脉肉筋骨"层次理念的指导下，通过四诊辨证明确病变的性质、部位、脏腑等灵活变化，选取适宜的针刺深度，使"针至病所"，达到沟通内外、调整脏腑、运行气血的目的，不仅可以治疗局部的病变，而且可以治疗与内脏相关的某些疾病。

临床疾病复杂多样，随着病情进展，疾病不仅仅是一个部位或一个脏腑的病变，谢氏齐针疗法强调整体观念，认为人体是一个有机的整体，其各个组成部分在生理上相互协调，在病理上相互影响，因此治疗时并不拘泥于某一层次或某一脏腑。以膝骨性关节炎为例，其核心病机为肝、脾、肾三脏亏虚，不能正常濡养膝关节，则肌肉不充，筋骨不坚，髓海失养，髓枯骨痿，筋、骨、肌肉功能失衡，正如《张氏医通》所说："膝痛无有不因肝肾虚者，虚则风寒湿袭之。"肝主筋，肾主骨，脾主肌肉四肢，三者关系密切。肾为先天之本，脾为后天之本，养后天而充先天以健壮骨骼，肾气充足，则脾得以运化，气血充盈则肌肉健壮。另外，肝肾同源，精血相互化生滋养，脾气健运依赖于肝之疏泄，且肝、脾、肾三经均经过膝部，故谢氏齐针主要刺激筋、骨、肉三层，肝、脾、肾同调，以协调平衡筋骨肉三者的状态，达到濡养筋骨、通利关节的目的。同时，该疗法强调因时制宜、因人制宜。《灵枢·终始》曰："春气在毫毛，夏气在皮肤，秋气在分肉，冬气在筋骨。刺此病者，各以其时为齐。故刺肥人者，以秋冬之齐；刺瘦人者，以春夏之齐。"春生、夏长、秋收、冬藏，此亦为人体之气的自然规律。天有阴阳，人亦有阴阳，根据"天人合一"理论可知，随着天气变化，人体阴阳也会跟着变化，故针刺深度亦有所不同。春夏之气在毫毛皮肤，阳气在表，浅刺可激发体表阳气；秋冬之气在分肉筋骨，阳气潜藏，刺之宜深，方可激发内收之阳气。四时而异，此为因时制宜也。《灵枢·逆顺肥瘦》中记载："年质壮大，血气充盈，肤革坚固，因加以邪，刺此者，深而留之，此肥人也……其血黑以浊，其气涩以迟……刺此者，深而留之，多益其数也。""瘦人者，皮薄色少，肉廉廉然，薄唇轻言，其血清气滑，易脱于气，易损于血，刺此者，浅而疾之。"强调刺之深浅因人制宜，肥壮之人，其气血充盈，刺之宜深；瘦小之人，其气血易损，刺之宜浅。总的来说，一般身高、体胖、青壮年、男性、强壮、肤黑者宜深刺；身矮、瘦小、幼儿、老人、女性、虚弱、肤白者宜浅刺。

谢氏齐针疗法以五体—五脏—五刺为指导确定针刺深度，在一定程度上显示了"针至病所"的重要性，通过对"五体"结构的调整，改善人体内部空间及与之相连的脏腑功能。其具有良好的临床疗效，可能是以下原因：一是对病所进行刺激，能针对性的直接作用于相应部位的病变；二是刺激五体可激发相应的脏腑之气，达到调理脏腑的作用，内外兼治；三是结合一定的穴位功能，通过四诊选取相应的病变或腧穴局部，刺激与五脏相应的层次，将穴位的特异性调节作用与五刺相结合，使五脏之间复归平衡。

三、皮下针疗法

皮下针疗法起源于埋针法，《灵枢·官针》篇中所载"十二刺"中的浮刺法和直针刺法以及"五刺法"中的半刺法，均与埋针法有关，《素问·离合真邪论》亦载有"静以久留"的刺法。历代医家对埋针的理论逐步总结完善，现代医家对其进行拓展，形成了揿针、皮内针、浮针、腹针等多种疗法。皮下针疗法是皮部理论与经筋理论结合的具体应用，以"无痛理念"为核心，与皮内针、腕踝针等疗法选穴有异，多在结筋病灶点进行平刺浅刺，不产生针感，不影响患者活动，且留针时间长，以振奋皮部之经气，推动体内气血运行，松解筋膜结节点及滑动筋膜层，并延长一次针刺的刺激作用。皮下针疗法的特点可归纳为"浅刺、无针感、久留针"。

（一）无痛理念

针刺疗法是我国传统医学的一大特色，有简、便、廉、效的优势，在多个系统疾病治疗中均获佳效。然针刺疼痛易引起患者畏针情绪，甚则晕针，令很多患者对此疗法望而却步，阻碍了针刺疗法的进一步推广，因此消除进针疼痛是长期以来针灸人一直致力于解决的重要问题。

无痛理念是皮下针疗法的核心，贯穿进针、留针、行针、出针整个治疗过程中。进针动作迅速，快速突破表皮，使人没有进针痛感；留针时间长，增强针刺效应，提高疗效；行针时以无阻力为度，降低患者感受，减轻痛苦，减少晕针现象的出现；出针速度快，减少患者对疼痛的感知。以上操作是皮下针疗法达到无痛效果的基础。

传统针刺产生疼痛的原因，一是进出针对皮肤组织的机械牵拉所产生的疼痛，二是针刺得气的针感效应。进出针的疼痛感主要与医者的进针角度、指力、押手配合等及患者的心理状态相关。关于进针手法已有诸多探讨，从《黄帝内经》《难经》到《针经指南》《针灸大成》等经典医籍均有相关记载，现代医学也为避免进针疼痛研发了管针、超声针灸针、激光针等新型针灸器材以及各种无痛进针手法。掌握适当的进针力度和角度，将合力凝于针尖，针刺前辅以押手循按配合，针刺时辅以舒张、提捏、指切等操作，通过干预疼痛的整合效应，同时重视患者心理状态与情绪反应，及时疏导调节，充分发挥"调神""治神"的作用，临床中不仅可实现无痛进针，还可达到身心同治的临床目的，出针亦是如此。

针刺"得气"长期以来被认为是取得针灸疗效的重要因素，即强调针刺时有"酸、麻、胀、困、重"等针刺感应。在临床上大多数针灸医生追求"得气"，通过捻转、提插、循、弹、刮、飞、摇、震颤等手法催气或候气以求获得针刺感应，这给患者带来了一定程度的不适感。

有学者认为 [25]，若针刺在"人、地部"，无针感说明没有对组织产生足够刺激，但也存在针刺作用在"天部"，无针感却可切实产生临床疗效的现象，也被认为属于得气范畴。近年来涌现的诸如浮针、腹针等新式针法均不要求取得"酸、麻、胀、困、重"的感应，但它们的临床疗效都得到了肯定。它们都有一个相似点，就是针刺的作用部位局限在浅层，也就是"天部"。因此我们认为，皮下针作用主要在"天部"，不必刻意追求针感，也能取得较好临床效果。

（二）分肉之间理论

"分肉之间"这一概念首见于《黄帝内经》，《灵枢·经脉》中记载"经脉十二者，伏行分肉之间，深而不见"，《素问·水热穴论》记载"春者木始治……经脉常深，其气少，不能深入，故取络脉分肉间"，可见"分肉之间"分布范围广泛，不仅伏藏经脉，也是络脉所居之处。现代医家围绕其对应的具体解剖结构尚有争议，说筋膜者有之，说肌肉者亦有之。《黄帝内经》中虽然未明确表述"分肉之间"具体在于皮、脉、肉、筋、骨的哪一层次，具体为何物，但分肉之间位于皮毛之内、脏腑之外的空间布局是没有异议的。十二经筋与分肉之间密切相关，《类经》认为："……经筋联缀百骸，故维络周身，各有定位。虽经筋所行之部，多与经脉相同，然其所结所盛之处，则惟四肢溪谷之间为最，以筋会于节也。筋属木，其华在爪，故十二经筋皆起于四肢指爪之间，而后盛于辅骨，结于肘腕，系于膝关，联于肌肉，上于颈项，终于头面，此人身经筋之大略也。"谢辉教授认为，经筋分布呈现出多维性，在体表分层交叠、网络交织，呈点、束、片、面状分布和结、聚、交、合的循行特点。经筋的这种循行分布产生了丰富多样的层次结构，层与层之间的潜在间隙即"分肉之间"。

《素问·痹论》言："卫者……慓疾滑利，不能入于脉也。故循皮肤之中，分肉之间。"《灵枢·卫气》载："卫气之在身也，常然并脉循分肉。"可见分肉之间是卫气通行的通道。古代医家认为，卫气为无形之气，分肉为有形之体，有形与无形相互配合。一方面，卫气之所以能够"昼日行于阳二十五周，夜行于阴二十五周"，是因为分肉之间为其提供了游行的有形通道，使其在人体内规律地循行。另一方面，卫气这一无形之气充实于分肉之间这一有形实体之中，不仅能发挥其"温分肉、充皮肤、肥腠理、司开阖"的作用，在一定程度上还能疏通阻塞于分肉之间的邪气，保持分肉之间"通利"状态。

邪气首先从人体最表浅的皮毛侵入人体，若邪气留滞于分肉之间，则卫气运行受阻，郁而发病，如《素问·缪刺论》言："夫邪之客于形也，必先舍于皮毛，留而不去，入舍于孙络，留而不去，入舍于络脉，留而不去，入舍于经脉，内连五脏……"《素问·疟论》篇中"腠理开，风寒舍于皮肤之内，分肉之间而发，发则阳气盛，阳气盛而不衰则病矣"，《素问·风论》篇"风气与太阳俱入，行诸脉俞，散于分肉之间，与卫气相干，其道不利……故其肉有不仁也"等。若卫气功能失调，邪气可从分肉之间进一步向内侵袭至脏腑，如《素问·疟论》曰："瘅疟者，肺素有热，气盛于身，厥逆上冲，中气实而不外泄，因有所用力，腠理开，风寒舍于皮肤之内，分肉之间而发，发则阳气盛，阳气盛而不衰则病矣。其气不及于阴，故但热而不寒，气内藏于心，而外舍于分肉之间，令人消烁脱肉。"

六淫之中风、寒、湿邪最易侵入分肉之间，风寒湿合邪而为痹，出现以肢体疼痛或活动不利为主要表现的痹证。《灵枢·周痹》记载："风寒湿气，客于外分肉之间，迫切而为沫，沫得寒则聚，聚则排分肉而分裂也，分裂则痛。"痹痛的产生，源于风寒湿邪留滞于"分肉之间"，"迫切"生成病理产物"沫"，"沫"的结聚会合形成病理性的"筋结点"，表现为横络、条索或结节状物，使"分肉之间"不畅，导致"分肉"受到挤压分裂进而产生疼痛。正如《灵枢·刺节真邪》所说"一经上实下虚而不通者，此必有横络盛加于大经，令之不通"，此"横络"即为"筋结点"，其卡压经脉，阻滞气血运行，则"不通则痛"；不能濡养经筋，则"不荣则痛"，随着病情进展，必将影响其他部位。既然"筋结点"的形成使"分肉之间"受到挤压分裂是经筋痹痛的病理基础，那么重连"分肉之间"则是经筋痹痛针刺治疗的关键。《灵枢·刺节真邪》"……此必有横络盛加于大经之上……视而泻之，此所谓解结也"，即"解结"可消除"横络"，改善"筋结点"的粘连挛缩状态，重连"分肉之间"。

传统观点强调"以痛为输"，谢辉教授认为单纯从"以痛为输"出发过于局限，因此根据"整体—局部—整体"的临床思路，从望整体姿势判断目标肌肉，仍以传统诊查手法为主，"审、切、循、扪、按，视其寒温盛衰而调之，是谓因适而为之真也"，动态感知"横络"处明显的条索状、结节状、疼痛和皮温变化等，通过皮下针进行松解，针至病所，并予以久留针以持续作用于"分肉之间"，降低再次粘连的概率，恢复正常整体姿势，通畅全身气血运行，达到"通而不痛"的治疗目的。

（李政宇）

【参考文献】

[1]　Woo SH，Ranade S，Weyer AD，*et al*.Piezo2 is required for Merkel-cell mechano-transduction[J].Nature.2014，509（7502）:622-626.

[2]　Boulais N，　Misery L. Merkel cells[J].J Am Acad Dermatol. 2007，57（1）:147-165.

[3]　Piccinin MA，Miao JH，Schwartz J. Histology，Meissner Corpuscle. In: StatPearls. Treasure Island （FL）: StatPearls Publishing; March 6，2023.

[4]　Bajwa H，　Al Khalili Y. Physiology，Vibratory Sense. In:StatPearls. Treasure Island （FL）:StatPearls Publishing; May 1，2023.

[5]　Vega JA，López-Muñiz A，Calavia MG，*et al*.Clinical implication of Meissner's corpuscles[J].CNS Neurol Disord Drug Targets. 2012，11（7）:856-868.

[6] Stoj VJ, Adalsteinsson JA, Lu J, et al. Pacinian corpuscle hyperplasia: A review of the literature[J].Int J Womens Dermatol. 2020, 7（3）:335-341.

[7] Lin D, De La Pena I, et al. Borlongan CV, Cao C. The neuroprotective role of acupuncture and activation of the BDNF signaling pathway[J].Int J Mol Sci. 2014, 15（2）:3234-3252.

[8] Salazar TE, Richardson MR, Beli E, et al. Electroacupuncture Promotes Central Nervous System-Dependent Release of Mesenchymal Stem Cells[J].Stem Cells.2017, 35（5）:1303-1315.

[9] Li YW, Li W, Wang ST, et al. The autonomic nervous system: A potential link to the efficacy of acupuncture[J].Front Neurosci. 2022, 16:1038945.

[10] Benias PC, Wells RG, Sackey-Aboagye B, et al. Structure and Distribution of an Unrecognized Interstitium in Human Tissues[J]. Sci Rep. 2018, 8（1）:4947.

[11] Li T, Tang BQ, Zhang WB, et al. In Vivo Visualization of the Pericardium Meridian with Fluorescent Dyes[J]. Evid Based Complement Alternat Med. 2021, 2021:5581227.

[12] Johnstone R M, Adam M, Hammond J R, et al. Vesicle formation during reticulocyte maturation. Association of plasma membrane activities with released vesicles（exosomes）[J]. The Journal of Biological Chemistry, 1987, 262（19）:9412-9420.

[13] 王艳红, 于景翠.外泌体miRNA作为肿瘤标志物在消化系肿瘤的研究进展[J].肿瘤学杂志, 2020, 26（4）:336-340.

[14] Stremersch S, De Smedt SC, Raemdonck K. Therapeutic and diagnostic applications of extracellular vesicles[J]. J Control Release. 2016, 244（Pt B）:167-183.

[15] 赵安, 郭利伟, 陈爱萍, 等.肿瘤外泌体：诊断与治疗[J].中国肿瘤, 2017, 26（3）:190-195.

[16] Zhang Y, Bi J, Huang J, et al. Exosome: A Review of Its Classification, Isolation Techniques, Storage, Diagnostic and Targeted Therapy Applications[J]. Int J Nanomedicine.2020, 15: 6917-6934.

[17] Li NC, Li MY, Chen B, et al.A New Perspective of Acupuncture: The Interaction among Three Networks Leads to Neutralization[J].Evid Based Complement Alternat Med.2019, 2019: 2326867.

[18] 秦丽.按压肌腹或肌腱对肌张力改变及其机制的研究[D].成都体育学院，2018.

[19] 邹德辉，刘通，王洪彬，等. 针刺"至骨"法临床应用浅议[J]. 中国针灸，2020，40（01）：54-57.

[20] Jeffery EC，Mann TLA，Pool JA，*et al.* Bone marrow and periosteal skeletal stem/progenitor cells make distinct contributions to bone maintenance and repair[J].Cell Stem Cell.2022;29（11）:1547-1561.

[21] Zhuang Y，Zhou J，Zhou YM，*et al.* Influence of Acupuncture on Microcirculation Perfusion of Pericardium Meridian and Heart in Acute Myocardial Ischemia Model Rats[J]. Chin J Integr Med. 2022;28（1）:69-75.

[22] Melzack R，Wall PD. Pain mechanisms: a new theory[J]. Science. 1965;150（3699）:971-979.

[23] Chen T，Zhang WW，Chu YX，*et al.*Acupuncture for Pain Management: Molecular Mechanisms of Action[J].Am J Chin Med.2020;48（4）:793-811.

[24] Li N，Guo Y，Gong Y，*et al.*The Anti-Inflammatory Actions and Mechanisms of Acupuncture from Acupoint to Target Organs via Neuro-Immune Regulation[J].J Inflamm Res. 2021;14:7191-7224.

[25] 徐赟赟，孙若晗，韩德雄，等. 浅谈针感、得气、气至的相互关系[J]. 中医杂志，2020，61（4）：294-297.

第二章 技法操作

第一节 操作顺序与补泻

一、操作顺序

林邑三联疗法，包括皮捏疗法、皮下针疗法、谢氏齐针疗法，三种技法协调补充、相辅相成。临床中三种疗法可以单独使用，也可二者或三者联合使用，联合使用时操作顺序有特定的要求。

1. 两种疗法联合使用

皮捏疗法与其他两种技法联合使用时，优先实施皮捏疗法，再行皮下针疗法或谢氏齐针疗法。

皮下针疗法和谢氏齐针疗法联合使用时，需要久留皮下针刺激时，则应先行谢氏齐针疗法，再行皮下针疗法；若无需久留皮下针刺激，则先行皮下针疗法刺激，再行谢氏齐针疗法。

2. 三种疗法联合使用

三种疗法联合使用时，应先实施皮捏疗法，再实施谢氏齐针疗法，最后采用皮下针疗法进行治疗。

二、补泻法

林邑三联疗法有三种施术手法：补法、泻法、平补平泻法，不同施术手法主要由操作技术本身的特殊性以及力度、速度、循经走向来决定。

1. 补法

补法以皮捏疗法和皮下针疗法为主。皮捏疗法操作时，顺经络循行、动作轻柔、速度慢（60～90 次 / 分）为补。皮下针顺着经络循行方向进针为补。

补法操作临床多用于老年、体弱、慢病、重病及疾病缓解期患者。

2. 泻法

谢氏齐针疗法为泻法。皮捏疗法逆经络循行、力度重、速度快为泻（90～120次／分）。皮下针沿经络循行逆向进针为泻。泻法操作临床多用于年轻、体壮、新病、急症或形体壮实的实证患者。

3. 平补平泻法

平补平泻以皮捏疗法为主。操作时力度适中，频率控制在90次／分左右，常用于虚实夹杂患者的治疗。

第二节　操作要领及步骤

林邑三联疗法涉及三种临床操作技术，因此需要分开论述。在临床操作时，需要明确患者的发病原因、发病部位、发病性质等，根据此选取不同的治疗手法。

一、皮捏疗法

1. 操作前准备

给初诊患者施术时，充分说明皮捏疗法的目的和作用，以及操作流程、注意事项等，取得患者的积极配合。

2. 患者体位

根据患者病位的不同，选择不同的操作体位。若患处位于头面部，患者可以选取坐位或仰卧位；患处位于腹部或四肢可以选取仰卧位；患处位于颈项部、背部及臀部等背侧选取俯卧位；患处位于侧面可选取侧卧位。

3. 操作手法

（1）单手皮捏疗法

①摸，充分暴露施术部位，术者用指腹触摸局部，明确病变部位。

②捏：皮肤松弛处，术者用拇指和食指的指腹轻轻捏住患者表皮，将表皮向向心端轻轻提起，随之松开，犹如夹物，重复上述操作，以皮肤微微发红且

能维持3～6分钟为宜。皮肤紧致处，术者用拇指和食指的指尖轻轻夹住患者表皮，将表皮向向心端轻轻提起，随之松开，如同雀啄，重复上述操作，以皮肤微微发红且能维持3～6分钟为宜，见图2-1。

③走：根据虚实补泻原则，皮捏方向顺着或逆着经络循行游走。

④其他：单手皮捏疗法的频率在60～120次/分（补法：60～90次/分，泻法：90～120次/分）。

（2）双手皮捏疗法

①摸，充分暴露施术部位，术者用指腹触摸局部，明确病变部位。

②捏：术者将双手拇指指腹相对，轻放于患者的表皮上，两手腕同时发力带动双侧拇指相对挤压，将表皮向向心端轻轻隆起，然后两手拇指同时离开表皮，操作时可酌情将表皮进行轻微捏揉扭转，以提高刺激强度，重复上述操作，以皮肤微微发红且能维持3～6分钟为宜，见图2-2。

③走：根据虚实补泻原则，皮捏方向顺着或逆着经络循行游走。

④其他：双手皮捏疗法的频率在60～120次/分（补法：60～90次/分，泻法：90～120次/分），以皮肤微微发红且能维持3～6分钟为宜，本手法适用于身体表皮较粗、局部软组织较紧张以及瘢痕部位的治疗。

4. 注意事项

（1）若病处局部有水肿时，皮捏主要从向心端朝病变中心操作。

（2）急性期以3次为1疗程，1疗程结束后重新进行评估，修正手法方向、频率等。慢性期以6次为1疗程。

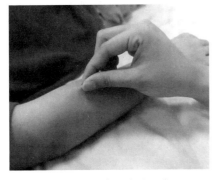 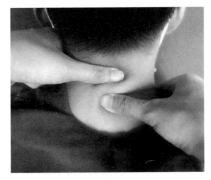

图2-1　单手皮捏疗法示意图　　　图2-2　双手皮捏疗法示意图

二、谢氏齐针疗法

1. 操作前准备

齐针刺时，针感强，疼痛感较剧烈，因此对初诊患者，在操作前应充分解释和告知齐针疗法的作用、操作流程及注意事项，如在操作时会疼痛，针刺后可能出现局部出血等，以取得患者的配合。检查针具，选用规格为0.35mm×25mm（1寸）一次性无菌针灸针。

2. 患者体位

根据患者病变部位、病变类型，合理选取操作体位。患病部位在头面部、颈项部可以选取坐位或仰卧位；患病部位在腹部、四肢可以选取坐位或仰卧位；患病部位在背部及臀部等背侧选取坐位或俯卧位；患病部位在侧面选取侧卧位。

3. 操作方法

（1）取穴：主要选取病变局部。

（2）消毒：充分暴露取穴部位，采用络合碘进行消毒。

（3）进针方向及深度：直刺进针。针对疼痛、麻木时，齐针针刺较浅，针对顽固性疼痛、病变较深或局部有明显粘连等情况时，则应深刺，病重者可深至骨膜上。

（4）取针的数量：在急性期可选取 3～6 针；在缓解期或稳定期可选取 6～9 针加强刺激量，以达到提高患者疼痛阈的目的；小范围施针可选取 3～6 针；大范围施针可选取 6～9 针；具体取针数量视患者具体病情而定。

（5）针刺步骤：押手协助固定针刺部位，刺手手持银针快速刺入皮下后快速拔出，即疾进疾出，无提插捻转动作，同一针刺部位应避免重复针刺，一次治疗需要均匀刺激患病区域。若操作不当，出现部分针身弯折时，需要换针。

（6）针刺间隔时间、次数和疗程：谢氏齐针疗法针刺间隔时间依据患者耐受度为宜，耐受强者可连续快速针刺，耐受差者可适当延长针刺间隔，隔日行针 1 次，3 次／疗程。

（7）齐针刺后注意事项

①谢氏齐针疗法具有一定的损伤性，因此在针刺操作完成后，应对针刺部

位再次进行络合碘消毒，并告知患者施术范围内的皮肤在 6 ～ 8 小时要避免与水接触，也不应自行揉搓按压局部皮肤，以免皮肤感染。

②针对急性期，刺手持针时将银针并列成一排进行针刺（排刺），进针宜浅，慢性期，刺手持针时将银针聚成一束进行针刺（聚刺），进针宜深，操作示意见图 2-3、图 2-4。

③针对患处水肿处，采用排刺法，从外周向中心进行针刺，外周针刺密度大于中心。

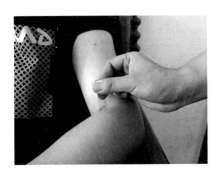 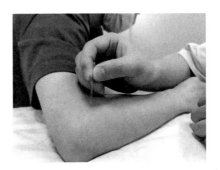

图2-3　谢氏齐针排刺示意图　　图2-4　谢氏齐针聚刺示意图

三、皮下针疗法

1. 操作前准备

皮下针操作有皮下留针和皮下不留针两种，因此对初诊患者，在操作前应该充分解释皮下针疗法的目的、作用，以及操作流程、注意事项等，以消除患者疑虑，并取得患者的配合。由于皮下针疗法涉及的治疗部位众多，因此对针具尺寸不做具体要求，操作者可根据施针部位自行决定。

2. 患者体位

根据患者病变部位、病变类型，合理选取操作体位。患病部位在头面部、颈项部、上肢、胸腹部等以坐位为主；患病部位在腰背部、下肢后侧选取站立位；患病部位在下肢前侧、腹部等以仰卧位为主。

3. 操作方法

（1）取穴：术者先触摸患者病变局部，寻找肌筋膜结点、阿是穴等，一般集中在病变局部或病变相关的肌筋膜，每次治疗视情况选取 3、6、9 个腧穴进行皮下针刺。

（2）消毒：充分暴露取穴部位，采用 75% 乙醇或络合碘进行消毒。

（3）进针方向：平刺进针，根据补泻虚实，按经络循行确定进针方向。

（4）取针的数量：采取 3 针 1 穴或 1 个部位的针数布局，即在患处腧穴或部位正中施一针，左右同向各一针，见图 2-5。

（5）针刺操作：根据患者病情确定虚实补泻，依据病变范围确定针数，快速平刺进针，入皮下筋膜层，进针后可适当调整针刺方向、角度，再缓慢推针，若患者有疼痛或术者针下有异物感，则需重新调整进针的角度及深度，进针后嘱患者缓慢活动针刺部位，以静息态和活动时均不产生疼痛为度。根据病情需要选择是否久留针，嘱非久留针患者持续缓慢行针刺局部主动或被动运动，久留针患者则采用无菌敷贴覆盖进针部位、固定针柄，视情况留针 24 ～ 48 小时。

（6）针刺间隔时间、次数和疗程：常规皮下针，针刺留针时间为 30 分钟，久留皮下针可以留 24 ～ 48 小时；常规皮下针可 1 天施针 1 次，久留皮下针可 2 天施针 1 次；两种皮下针均以 6 天为 1 疗程。

（7）留针注意事项

①皮下针为体内异物，因此在留置时均应告知患者留针时间及拔除方式，强调在留针过程中，如出现疼痛、瘙痒等不适，可自行拔出皮下针。此外，在留针过程中，留针部位应避免接触水，以防感染。

②对于存在局部水肿患者，进针方向以患部为中心进行围刺，见图 2-6。

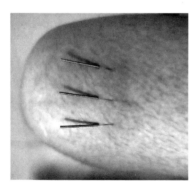
图2-5　皮下针示意图

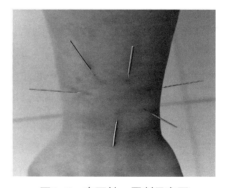
图2-6　皮下针：围刺示意图

四、皮下针疗法延伸——叠瓦针疗法

在临床操作中，在皮下行大范围皮下针刺对大面积疼痛方面作用尤其显著，如臀部疼痛、腰背肌筋膜炎等。针刺方法同皮下针疗法，因其后针与前针在皮下相重叠，层层叠叠似叠瓦状，故名叠瓦针法。从西医理论来说，叠瓦针能够松解紧张的筋膜层，促进局部血液、淋巴循环，进而调节因疼痛导致的张力性失衡、功能性代偿和异常运动模式等。

1. 操作前准备

对初诊患者操作前，应该充分解释叠瓦针疗法的目的和作用，以及操作流程、注意事项等，消除患者疑虑，充分取得患者的积极配合。叠瓦针治疗部位多，因此对针具尺寸不做具体要求，操作者可根据施针部位自行决定。

2. 患者体位

根据患者病变部位、病变类型，合理选取操作体位。患病部位在颈项部、上肢、胸腹部等以坐位为主；患病部位在腰背部、下肢后侧选取俯卧位；患病部位在下肢前侧、腹部等以仰卧位为主。

3. 操作方法

（1）取穴：术者先触摸患者病变局部，寻找肌筋膜结点、阿是穴等，一般在病变局部或病变相关的肌筋膜，每次治疗在病区选取 9～18 个点位进行皮下针刺。

（2）消毒：充分暴露取穴部位，采用 75% 乙醇或络合碘进行消毒。

（3）进针方向：根据补泻虚实，按经络循行确定进针方向。进针间距以后针与前针在皮下相叠，形似叠瓦，见图 2-7。

（4）针刺步骤：根据患者病情确定虚实补泻，依据病变范围确定针数，常使用 9～18 根针。快速平刺进针，入皮下筋膜层，进针后可适当调整针刺方向、角度，再缓慢推针，若患者有疼痛或术者针下有

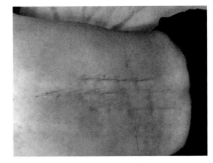

图2-7　叠瓦针示意图

异物感，则需重新调整进针的角度及深度。后针在前针针柄末端进针，如叠瓦状。

（5）针刺间隔时间、次数和疗程：根据病情需要选择是否久留针，常规留

针时间为 30 分钟，久留时间为 1 小时，1 次 / 天，6 天为一疗程。

（6）注意事项：叠瓦针涉及范围较大，针刺后不宜活动，久留针时间较长，因此治疗前需与患者提前沟通，嘱患者提前上卫生间，针刺前协助其选择好舒适体位。

第三节　异常情况的处理

"林邑三联疗法"安全系数高，使用至今尚未在临床出现异常情况，若出现特殊情况或紧急情况时，可参照针刺异常情况处理。

1. 晕针

操作不当，或者患者心理恐惧，或者运动等原因导致患者发生晕针反应，应立即停止治疗，拔出毫针，让患者平卧，头部稍低，予以温开水或糖水，测量血压、脉搏等，一般静卧片刻即能恢复。严重者针刺人中、涌泉、足三里、内关，灸百会、关元等穴，必要时配合其他应急措施。

2. 滞针

操作不当，或者患者运动导致滞针时，医生用手指在滞针部位轻轻叩打，使局部紧张的皮肤和肌肉放松，如因单向捻动幅度过大导致滞针，可将针向相反方向捻转，待针体松动后即可出针。

3. 弯针

操作不当，或患者运动导致弯针时，医生应顺着弯针方向，边捻转边将针取出，不可用力拔针。

4. 断针

操作不当，或患者运动导致断针时，嘱患者不要紧张，不要乱动，以防断针陷入深层。如残端显露，可用手指或镊子取出；如断端与皮肤相平，可用手指挤压针孔两旁，使断针暴露体外，再用镊子取出；如断针完全没入皮内、肌肉内，应在 X 线下定位，用手术取出。

5. 血肿

微量皮下出血而致小块青紫者，一般不必处理，可自行消退；局部肿胀疼痛剧烈、青紫面积较大者，可先冷敷止血后，次日再做热敷或在局部轻轻揉按，以促进局部瘀血吸收消散。

第四节 注意事项

1. 施术时，选择温馨、舒适、温暖的治疗环境，根据操作手法要求、患者病情等选取合适的操作体位，并严格消毒，按诊疗规范实施操作。

2. 治疗时要注意保暖，避寒，操作前充分做好沟通、解释工作。

3. 治疗时，注意运用好补泻手法，控制操作时间，根据病情合理选取其他综合疗法共同治疗患者。

4. 治疗时，患者应避免酒后、过饥、过饱、疲劳等异常状态，注意患者的感受，适时调整治疗强度与治疗时间，准备好温水、急救用品等其他物品，及时应对意外情况。

第五节 适应证

"林邑三联疗法"涉及推拿手法、针刺技术，重点适用于痹病、寒证、痛症、筋经病等，通过理皮调气、舒经调筋、通经解结等从而达到治疗的目的，甚至对于一些脏腑病等也有一定的治疗作用。

1. 软组织疾病

如急慢性颈、肩、腰、踝等关节扭伤、落枕、腱鞘炎、网球肘等。

2. 骨关节疾病

如颈腰椎退行性病变、骨关节炎、骶髂关节炎、颞下颌关节紊乱等。

3. 神经系统疾病

如头痛、头晕、眩晕、三叉神经痛、斜颈、臂丛神经损伤、腓总神经麻痹、感觉障碍等。

4. 内科疾病

如咳嗽、痛经、慢性胃炎、结石、耳鸣等。

5. 皮肤疾病

如局部肿胀、黄褐斑、斑秃、荨麻疹等。

第六节　禁忌证

1. 皮捏疗法

患者有出血倾向类疾病（如血小板减少症、紫癜等）应慎用。

2. 皮下针疗法

①瘢痕部位不宜施针。

②伤口或溃疡部位不宜施针。

③局部肿物处不宜施针。

④意识不清楚或无法配合者慎用。

3. 谢氏齐针疗法

①局部有破损、溃疡、急性炎症或严重皮肤病者不宜施针。

②妊娠期、月经期妇女禁止在腹部或某些特殊腧穴针刺，如血海、三阴交、合谷等。

③不明原因的肿瘤或肿块处禁用。

④病情严重、意识不清楚无法配合，或处于严重心脑血管疾病的急性期患者应该禁用。

（邢博文）

第三章　运动系统疾病

第一节　软组织损伤

一、急性腰扭伤

急性腰扭伤系指腰部肌肉、筋膜、韧带、椎间小关节或腰骶关节的急性损伤，多由突然遭受较大间接外力所致，俗称闪腰、岔气，多发生于青壮年和体力劳动者。

1. 病因病机

腰部软组织因突然遭受扭闪、过度牵拉或承受超负荷活动等外力作用而导致的急性撕裂伤，这种损伤可以累及腰部肌肉、韧带、筋膜、椎间小关节、腰骶关节等，病情较复杂。受损相邻组织出现炎性渗出，导致水肿，同时，局部肌肉、韧带处于痉挛状态，肌纤维不断收缩，代谢产物堆积，静脉回流受阻，淤血增加，加剧炎症反应。

2. 临床表现

（1）腰部剧烈疼痛：为最显著的症状。突然出现剧烈疼痛，并且疼痛可能会随着活动加重。

（2）活动受限：无法正常行走、站立、弯腰和转身等。在行走时，患者可能需要借助手部支撑以减轻腰部负担。

（3）肌肉紧张：腰部肌肉痉挛僵硬，难以放松。

（4）肿胀和瘀伤：出现局部肿胀和瘀伤，皮肤变紫。

（5）步态异常：患者由于疼痛不敢负重，在行走时表现出摇摆不稳、抬腿过高、落地过重等情况，同时下肢可能出现缩短现象。

3. 检查

（1）体格检查

视诊：评估患者腰椎的活动度，观察患者是否存在活动受限。

触诊：明确是否存在腰部压痛点，判断肌肉紧张程度。

（2）影像学检查

①X线检查：是急性腰扭伤常用的影像学检查方法。通过X线检查可以观察脊柱的结构是否异常，关节是否错位，同时可以排除腰椎骨折或滑脱等严重情况，帮助诊断。

②CT检查：CT扫描对于急性腰扭伤中的骨折或其他结构性损伤有重要意义。

③MRI（磁共振成像）检查：MRI可以清晰显示脊髓、神经根及其周围软组织损伤、水肿等情况，对急性腰扭伤的诊断具有重要价值。

④红外线检查：可通过红外热成像观察到患者腰背部肌群的高代谢状态，观察两侧肌肉红外热图像的相对平均温度值等，以判断损伤部位及严重程度。

4. 诊断

急性腰扭伤常导致腰部肌肉、筋膜、韧带、腰椎横突、椎间小关节等损伤，临床可通过确定压痛点来明确其受伤部位。常见急性腰扭伤的鉴别诊断详见表3-1。

表 3-1　急性腰扭伤的鉴别诊断

损伤部位	病史	临床表现	专科检查			
			压痛	腰肌、腰椎	功能障碍	特殊检查
腰肌及筋膜损伤	伤时常感到腰部有响声或有"撕裂"感。随即感腰部一侧或两侧剧痛。	疼痛多位于腰骶部，腰部屈伸活动困难，活动时疼痛加剧，腰部僵直，常以双手扶住腰部。	棘突旁竖脊肌处，腰椎横突或髂嵴后部压痛。	腰肌紧张，伤侧腰肌可肿胀。腰椎生理前凸改变，多呈强直位。	各方向活动均受限，以前屈为主。	腰部扭伤有时伴下肢牵涉痛，多为屈髋时臀大肌痉挛，骨盆有后仰活动，牵

续表

损伤部位		病史	临床表现	专科检查			
				压痛	腰肌、腰椎	功能障碍	特殊检查
腰部韧带损伤	髂腰韧带损伤	弯腰工作或负重时，外力使腰部骤然前屈，腰肌失力，自觉腰部有清脆响声或撕裂样感觉。	疼痛位于腰骶部，有时牵涉一侧或双侧臀部及大腿后部，性质为反射痛。	髂嵴后部与第5腰椎间三角区。	肌痉挛，主要发生于骶棘肌附着部和臀大肌。脊柱可有侧弯。	屈曲、旋转功能障碍。	动腰部的肌肉、韧带所致。故直腿抬高试验阳性，而加强试验为阴性，据此可与腰椎间盘突出症鉴别。髂腰韧带损伤、棘上棘间韧带损伤时仰卧屈髋试验阳性。局部封闭后疼痛可减轻或消失。
	棘上、棘间韧带损伤		呈断裂样、针刺样或刀割样疼痛，局部可出现瘀斑肿胀，坐卧困难，伴下肢反射痛。	多在棘突或棘突间。	腰部肌肉痉挛，棘突间距增宽。	屈曲功能障碍。	
椎间小关节损伤		多有腰部扭伤、闪腰或弯腰后立即直腰的病史。	伤后腰部即发生难以忍受的剧烈疼痛，表情痛苦，腰部不敢活动，惧怕他人搬动。膝关节常取半屈位，两手扶膝以支撑。	棘突两侧深压痛。	腰肌紧张、僵硬，脊柱呈僵直屈曲位，可有侧弯，部分患者可扪及偏歪的棘突。	腰部活动功能几乎完全丧失，尤以后伸活动功能障碍明显。	

5. *治疗*

（1）皮捏疗法

①体位：患者取俯卧位，术者立于患者患侧。

②操作手法：摸，充分暴露施术部位，术者用手指或指腹触摸腰部表皮，明确病变部位以及疼痛部位。捏，术者用拇指和食指指腹轻轻夹住患者的疼痛部位，将表皮向向心端轻轻提起，随之松开后再次重复以上操作，以患处局部微微发红为宜。走，走行方向依据具体补泻来选择。

③时间及疗程：治疗时长根据病变范围而定，频率依据具体补泻决定（补：60～90次/分，泻：90～120次/分），1次/天，急性期3次/疗程。

（2）谢氏齐针疗法

①体位：患者取俯卧位，术者立于患者侧面。

②取穴：在腰部可局部选取非疼痛侧腰阳关穴、肾俞穴区，若双侧均有疼痛，也可选取手三里、后溪穴区。

③针刺操作：充分暴露腧穴，严格消毒后，通常选取6针，采取排刺手法，右手拇指、食指、中指同时用力，多针针刺腧穴，疾进疾出，重复上述步骤，直至覆盖整个患区。

④时间及疗程：隔日1次，3次/疗程。

（3）皮下针疗法

①体位：患者取俯卧位，术者立于患者患侧。

②取穴：选取腰部阿是穴、肾俞、大肠俞等；也可以痛点为中心，用叠瓦针法在患区覆盖施针，见图3-1。

③针刺操作：严格消毒后，对上述部位进行平刺，针刺后嘱咐患者缓慢活动腰椎，平地缓慢行走，如为叠瓦针则不宜活动。

④时间及疗程：常规皮下针

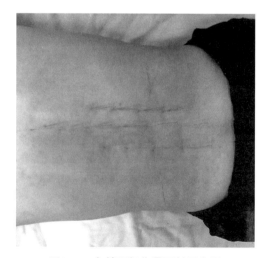

图3-1　急性腰扭伤叠瓦针示意图

1 天施针 1 次，若久留针则 2 天施针 1 次，6 天 / 疗程。

（4）诊疗思路：现代医学治疗原则以消炎消肿、镇痛止痉、改善循环为主。故基于该病的病理特征，采用皮捏可以促进淋巴回流，消除局部肿胀。齐针疗法可以提高疼痛阈值，降低患者对于疼痛的感知，改善疼痛症状。皮下针帮助降低局部压力，消除肿胀，缓解腰部疼痛，并降低肌肉、韧带紧张程度，促进损伤组织修复，改善小关节紊乱，减轻活动受限。

（5）注意事项

①若伴有其他不适，如腹部胀痛，下肢麻木等，也可对腹部、下肢麻木部等病变局部进行处理。

②嘱咐患者加强腰背肌核心稳定训练，避免久坐、久站等不良姿势，避免提重物时突然起身等。

二、踝扭伤

踝关节即距小腿关节，由胫腓骨远端与距骨组成，具有跖屈、背伸、内翻、外翻等运动形式。踝关节周围主要的韧带有内侧韧带、外侧韧带和下胫腓韧带。踝关节扭伤甚为常见，可发生于任何年龄，以青壮年多见，临床上一般分为内翻扭伤和外翻扭伤。

1. 病因病机

踝关节扭伤多因行走或跑步时突然踩踏于不平地面上，或上下台阶失足，或运动不慎跌倒所致。足踝部强力向内或向外翻扭转致踝部韧带损伤或撕裂，局部组织受到损伤，出现炎症反应，导致关节积液、肿胀、皮下瘀血，患者表现为疼痛、活动受限和无法站立。

2. 临床表现

内翻扭伤者，于外踝前下方肿胀、压痛明显，内翻活动受限，严重时距小腿关节呈内翻畸形；反之，外翻扭伤者，内踝前下方肿胀、压痛明显，外翻活动受限，严重时距小腿关节呈外翻畸形。

3. 检查

（1）体格检查

①足内外翻试验：检查时将足部做内、外翻运动时，若出现剧痛，则为阳

性，提示外侧或内侧韧带损伤。

②前抽屉试验：固定踝关节近端，跖屈20°牵拉踝关节远端向前时，比较胫骨和距骨后缘与力线的距离距骨前移超过5mm（与对侧比较）为可疑阳性，超过9mm为阳性，提示距腓骨前韧带损伤。

③距骨倾斜试验：固定踝关节近端，对踝关节远端施以内翻应力，胫距关节面夹角与对侧比较，大于5°为可疑阳性，超过10°为阳性；或者单侧超过15°为阳性，提示距腓骨前韧带损伤。

（2）影像学检查

①X线检查：足内、外翻应力位下的X线片，排除骨折可能，若显示伤侧关节间隙增宽，提示严重扭伤疑有韧带断裂。

②CT检查：当骨折移位不明显或者存在不完全骨折时，X线片难以诊断，需借助CT检查进一步明确。

③MRI检查：用于明确软组织损伤情况。当患者扭伤较重，软组织肿胀明显，医生怀疑有韧带断裂时，即便X线和CT没有发现骨折，关节骨软骨损伤、肌腱断裂等需借助磁共振检查鉴别。

④超声检查：对于外侧有瘀血、压痛，沿着距腓前韧带走行方向，可能有韧带损伤的，要进行B超检查，在动态情况下可以观察韧带的受损情况。

4.诊断

患者有明显的距小腿关节扭伤史。伤后踝部疼痛，活动时加剧，损伤轻者仅局部肿胀，损伤重时整个距小腿关节均可肿胀，有明显的皮下瘀斑，伤足不敢用力着地，跛行。

5.治疗

（1）皮捏疗法

①体位：患者取仰卧位或坐位，术者立于患者患侧面。

②操作手法：摸，充分暴露施术部位，术者用右手指腹触摸足踝部周围表皮，明确病变部位以及疼痛部位。捏，术者用右手的拇指和食指指腹轻轻夹住患者的肿胀及疼痛部位，胫前肌上的表皮，将表皮向向心端轻轻提起，随之松开后再次重复以上操作，以患处局部微微发红为宜。走，走行方向依据具体补泻来选择。

③时间及疗程：治疗时长根据病变范围而定，频率依据具体补泻决定（补：60～90次/分，泻：90～120次/分），1次/天，急性期3次/疗程，慢性期6次/疗程。

（2）皮下针疗法

①体位：患者取仰卧位，术者位于患者患侧。

②取穴：选取局部阿是穴周围；也可以痛点为中心，用叠瓦针法在患区覆盖施针，见图3-2。

③针刺操作：严格消毒后，对上述部位进行平刺，针刺后可以嘱咐患者站立缓慢行走，如为叠瓦针则不宜活动。

④时间及疗程：常规皮下针1天施针1次，若久留针则2天施针1次，6天/疗程。

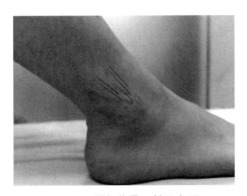

图3-2　踝扭伤叠瓦针示意图

（3）诊疗思路：从踝扭伤的病因病机角度出发，一般认为是外力所致的局部韧带损伤或撕裂、局部微血管破裂出血，引发周围组织肿胀、压力增加而引起疼痛，因此常用的治疗方法为急性期冷敷联合制动，以达到减少出血、增加肿胀吸收的目的。采用皮捏技术能够有效促进局部淋巴回流，减轻水肿，皮下针疗法则可以对肿胀局部进行减压，从而使得肿胀部位的内外压力一致，消除肿痛，促进损伤韧带修复，同时配合适当运动，能够起到踝泵的效果，有利于巩固疗效。

（4）注意事项

①本操作适合急慢性踝扭伤患者，皮下针治疗时，多在无负重、无痛范围

内进行缓慢踝关节的活动，如果通过上述操作疼痛立即消失时，可适当负重行走。

②注意本治疗应充分考虑到踝关节肌筋膜走向，处理时可联合膝关节的局部处理。

③操作时，应充分了解踝关节解剖结构，针刺要快、准，并注意观察，做好沟通，防止出现晕针、滞针等不良事故。

④嘱咐患者平时需加强踝关节的稳定性训练，练习踮脚尖、牵伸小腿三头肌，加强小腿外侧肌群等，避免久蹲、久行等损伤踝关节的姿势，治疗期间应减少踝关节的负重。

三、落枕

落枕，即急性斜颈，亦可称为失枕，指因突发性颈部一侧肌肉疼痛而致头颈部活动受限制，使头颈处于屈曲位或后伸位向患侧倾斜，是一种颈背肌筋膜炎，好发于青壮年。

1. 病因病机

因睡眠时枕头不合适，或过度屈曲头部，或一侧屈位，寰枕关节受累、充血，刺激颈神经导致所支配的寰枕韧带、胸锁乳突肌、枕后肌，出现肌肉痉挛、疼痛，以及头部活动受限。或因睡眠时颈肌受凉，一侧斜方肌痉挛，导致寰枕关节失衡，刺激颈神经，致枕后肌疼痛，头部活动受限。

2. 临床表现

起病突然，往往于睡醒后急性发病。颈部疼痛，动则疼痛加重，甚者疼痛牵及头部、上背部及上臂部，颈部一侧肌肉紧张、痉挛，头部转动不利。

3. 检查

（1）体格检查：颈部主动旋转活动受限，颈部僵硬。被动做头部旋转或颈部过伸活动，引起胸锁乳突肌疼痛和痉挛。颈部周围可有明显的压痛，常见压痛部位包括胸锁乳突肌、斜方肌、菱形肌及肩胛提肌等。

（2）影像学检查：颈椎X线、CT、MRI等影像学检查结果多为阴性，部分患者可观察到颈椎曲度改变、骨质增生等。

（3）肌电图：落枕可能是局部肌肉损伤、神经受到压迫等原因造成的，通过肌电图检查的方式，能够判断局部肌肉是否存在损伤的情况，也可以辅助判断神经是否存在损伤的现象。

4. 诊断

（1）体格检查：颈部呈强迫斜颈状，患者头向患侧倾斜，下颌转向健侧，颈部旋转、屈曲活动受限，向患侧旋转尤为明显；触诊检查颈部肌肉僵硬；患侧胸锁乳突肌、斜方肌、肩胛提肌有明显压痛。

（2）影像学检查：常规 X 线片可有颈椎侧弯、颈曲紊乱等改变。

5. 治疗

（1）皮捏疗法

①体位：患者取坐位，术者立于患者患侧面。

②操作手法：摸，充分暴露施术部位，注意避开颈前部，术者用手指或指腹触摸颈肩部的颈阔肌、后项部的竖脊肌、斜方肌、肩胛提肌等肌肉及表皮，明确病变部位以及疼痛部位。捏，术者用拇指和食指指腹轻轻夹住患者的疼痛部位，将表皮轻轻提起，随之松开后再次重复以上操作，以患处局部微微发红为宜。走，颈部疼痛部位，皮捏时应从周围向疼痛中心实施，项后部自下而上进行，颈前部自上而下进行。

③时间及疗程：治疗时长根据病变范围而定，频率依据具体补泻决定（补：60～90 次 / 分，泻：90～120 次 / 分），1 次 / 天，3 次 / 疗程。

（2）谢氏齐针疗法

①体位：患者取坐位，术者立于患者正前方或患侧。

②取穴：选取疼痛处两端肌腱，或远端双侧后溪穴区多针聚刺。

③针刺操作：充分暴露腧穴，严格消毒后，通常选取 6 针，采取聚刺手法，右手拇指、食指、中指同时用力，多针针刺腧穴，疾进疾出，重复上述步骤，直至覆盖整个患区。

④时间及频率：隔日 1 次，3 次 / 疗程。

（3）皮下针疗法

①体位：患者取俯卧位，术者立于患者患侧面。

②取穴：选取颈肩部的阿是穴、肩井穴、肩中俞穴、肩外俞穴、翳风穴等；也可以痛点为中心，用叠瓦针法在患区覆盖施针。

③针刺操作：严格消毒后，对上述腧穴进行针刺，阿是穴由痛点中心处顺着皮下肌肉走向平刺进针，气舍穴自下而上平刺进针，肩中俞穴、肩外俞穴、翳风穴自上而下顺着皮下肌肉走向平刺进针，肩井穴由内向外顺着肩峰方向平刺进针，可调节进针角度与深度，进针后及运动时均以无疼痛感及异物感为佳，嘱咐患者缓慢转动颈椎，扩胸等活动，直至头部活动自如，如为叠瓦针则不宜活动。

④时间及疗程：常规皮下针 1 天施针 1 次，若久留针则 2 天施针 1 次，6 天/疗程。

（4）诊疗思路：落枕为斜方肌、胸锁乳突肌、枕后肌等颈部肌肉因睡眠姿势不当等原因导致肌肉劳损、痉挛、张力增加，关节失衡。患者主要表现为颈部疼痛、头部活动受限，而皮捏有助于颈部痉挛肌肉缓解，可以促进淋巴回流，消除局部肿胀。齐针刺激疼痛部位的两端肌腱，可以起到增加疼痛阈值，降低患者对于疼痛的感知，改善疼痛症状。同时，皮下针有助于解除痉挛，降低肌张力，促进损伤组织修复，改善小关节紊乱，减轻活动受限。

（5）注意事项

①操作时，应充分了解颈肩部解剖结构，避开颈总动脉、颈动脉窦等特殊部位，并注意观察，做好沟通工作，防止出现晕针、滞针等。

②嘱咐患者平时需注意颈肩部的保暖，选择合适的枕头，避免长时间侧卧或玩手机等不良姿势。

四、桡骨茎突腱鞘炎

桡骨茎突腱鞘炎，又称狭窄性腱鞘炎或 De Quervain 氏病，拇长展肌腱和拇短伸肌腱在桡骨茎突浅沟内滑动，肌腱经过此处的弯曲角较大，当腕部或拇指活动时，此角可进一步加大，故两肌腱长期的间接摩擦易造成慢性损伤形成桡骨茎突腱鞘炎。桡骨茎突腱鞘炎常见于进行重复性手部活动的人群，尤其是育儿女性、特定职业和运动项目的参与者，以及既往有手部损伤或炎症性疾病史的人。

1.病因病机

任何需要过度使用拇指的运动均可使肌腱在腱鞘管道中频繁摩擦，而易罹患本病。拇长展肌腱和拇短伸肌腱在桡骨茎突部的腱鞘内，因长时间摩擦和反复损伤，腱鞘滑膜出现水肿、增生等无菌性炎症改变，引起腱鞘管壁增厚、粘连或狭窄，最终形成桡骨茎突腱鞘炎。

2. 临床表现

桡骨茎突腱鞘炎起病多比较缓慢，有时也可突然产生症状，最常见的症状就是腕部桡骨茎突处（腕关节大拇指这一侧骨性突起这个部位）局限性疼痛、肿胀，有时可在局部触及增厚的鞘管，拇指、腕部活动时或者握拳时诱发疼痛，偶有出现扳机现象，表现为患者活动拇指时出现锁定或者卡顿、少数患者表现为肌腱活动时的捻发音。

3. 检查

（1）体格检查

①握拳试验（Finkelstein 试验）：检查者握住患侧拇指于中立位，然后迅速尺偏腕关节，桡骨茎突部出现剧烈疼痛为试验阳性。

②屈拇握拳尺偏试验（Eichhoff 试验）：患者拇指内收屈曲，其余四指握拇指于掌心，腕关节尺偏，桡骨茎突处疼痛则为阳性，提示为桡骨茎突腱鞘炎。

③尺偏试验（Brunelli 试验）：保持手腕桡偏，用力外展拇指，肌腱相对腱鞘滑动，桡骨茎突沿肌腱出现疼痛，则为阳性，提示为桡骨茎突腱鞘炎。

（2）影像学检查

①X 线检查：通常不会显示桡骨茎突腱鞘炎的直接证据，但它有助于排除其他病变，如骨折、关节炎或骨赘。有时可见到桡骨茎突周围的轻度软组织肿胀。

②超声检查：腱鞘内液体积聚（腱鞘积液）；第一背侧伸肌腱鞘（包括拇短伸肌腱和拇长展肌腱）增厚；可见腱鞘内的低回声区，提示腱鞘炎症或纤维化；多普勒超声可能显示腱鞘周围的血流信号增加，提示炎症活动。

③MRI 检查：可见腱鞘和腱的增厚，腱鞘内和周围的液体信号增加，提示腱鞘积液，拇短伸肌腱和拇长展肌腱周围的软组织肿胀和炎症信号。有时可见腱的纤维化或退行性变。

4. 诊断

桡骨茎突腱鞘炎的发病与职业工种密切相关，如临床多见于从事编织、篆刻、纺纱等工作之人。桡骨茎突部压痛明显，局部一般无肿胀，偶可触及隆起的小结节。体格检查及影像学检查可帮助诊断。

5. 治疗

（1）皮捏疗法

①体位：患者取坐位，术者坐于患者患侧前面。

②操作手法：摸，充分暴露患侧手背至肘关节处，术者用指腹触摸拇指掌侧、背侧，明确病变部位以及疼痛部位。捏，术者用右手的拇指和食指指腹轻轻夹住患者的肿胀部位，以及手阳明大肠经循行处至肘关节曲池穴处的腕背屈肌表皮，将表皮轻轻提起，随之松开后再次重复以上操作，以患处局部微微发红为宜。走，走行方向依据具体补泻来选择。

③时间及疗程：治疗时长根据病变范围而定，频率依据具体补泻决定（补：60～90次/分，泻：90～120次/分），1次/天，急性期3次/疗程，慢性期6次/疗程。

（2）谢氏齐针疗法

①体位：患者取坐位，术者坐于患者患侧面。

②取穴：可选取腱鞘卡压处的筋结区域。

③针刺操作：充分暴露腧穴，严格消毒后，术者依据病情选择合适针数及持针手法，右手拇指、食指、中指同时用力，多针针刺腧穴，疾进疾出，重复上述步骤，直至覆盖整个患区。

④时间及疗程：隔日1次，3次/疗程。

（3）皮下针疗法

①体位：患者取坐位，术者坐于患者患侧前面。

②取穴：选取手腕部及前臂背侧阿是穴、鱼际穴、拇掌指关节阳溪穴、列缺穴等；也可以痛点为中心，在患区覆盖施针，见图3-3。

③针刺操作：严格消毒后，对上述部位进行平刺，针刺后可以嘱咐患者缓慢的拇指屈伸、旋转等动作。

④时间及疗程：常规皮下针1天施针1次，若久留针则2天施针1次，6天/疗程。

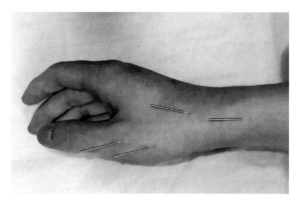

图3-3 桡骨茎突腱鞘炎皮下针示意图

（4）诊疗思路：腱鞘炎通常表现为腱鞘、腱鞘的损伤性炎症，腱鞘出现肿胀、肥厚，肌腱通过腱鞘时受到的阻力增加。皮捏疗法有助于促进局部淋巴回流，利于肿胀消退，谢氏齐针疗法可以促进腱鞘内外多通道形成，释放腱鞘内压力，消除肿胀，降低肌腱通过腱鞘时的阻力，缓解疼痛和炎症反应。同时皮下针疗法可以促进局部血液循环，加速炎症介质代谢和排出，促进受损组织修复，改善肿胀，并缓解肌肉和软组织紧张，减轻关节疼痛、活动不利等症状。

（5）注意事项

①以拇指腱鞘炎为例，本病的治疗以谢氏齐针和皮下针疗法为主，治疗时需要注意进针的深度和部位，尤其是谢氏齐针疗法应该刺激腱鞘炎的局部卡压处，同时也要避免对腱鞘进行损伤。

②嘱患者平时避免手、腕部的过度劳累，注意保暖等。

五、网球肘

网球肘，即肱骨外上髁炎，是一种肱骨外上髁处伸肌总腱起点附近的慢性损伤性炎症。网球及羽毛球运动员较常见，家庭主妇、砖瓦工、木工等长期反复用力做肘部活动者，也易患此病。

1.病因病机

肱骨外上髁炎的发生多由慢性劳损所致，也可因急性损伤引起。由于长期劳累，伸腕肌起点反复受到牵拉刺激，引起部分撕裂的慢性炎症，出现局部滑膜增厚和滑膜炎等病理改变，从而形成外上髁骨膜炎、滑膜炎、环状韧带肥厚等。亦有学者认为肱骨外上髁炎的病理机制系伸肌总腱处穿出的神经、血管受压所致。

2.临床表现

起病可急可缓，大多数呈缓慢发病，常见发患者群有网球、羽毛球、乒乓球运动员、木工等职业工种者以及家庭妇女。表现为患者逐渐出现肘关节外侧痛，在用力握拳、伸腕时加重以至不能持物，严重者在拧毛巾、扫地等细小的生活动作时也感困难。前臂活动，尤其是前臂旋后运动时，如用力握物、拧物动作时感觉疼痛加剧，握力减退，前臂无力，旋转活动受限，但屈伸活动及休息时多无症状。症状持续数月至1年不等，多数可在休息数月内完全消退，前臂恢复正常活动。

3.检查

（1）体格检查：伸肌腱牵拉试验（Mills征）。嘱患者肘伸直，握拳、屈腕，前臂旋前，发生肘外侧疼痛为阳性，或患者前臂旋前位，做对抗外力的旋后运动，发生肘外侧疼痛为阳性。

（2）影像学检查

①X线检查多为阴性，可排除肱骨外上髁是否有异常增生或骨折，X线下偶见骨质密度增高的钙化阴影。

②超声检查：评估软组织损伤情况及是否存在积液、肌腱增生。

③MRI检查：可显示出肌腱及周围软组织的水肿、肌腱变性、部分断裂，甚至全层撕裂等，对网球肘的诊断具有重要意义。

（3）超声检查：能够评估软组织损伤情况及是否存在积液，可显示伸肌总腱肿胀增厚，回声减低，可不均匀，部分可见撕裂及钙化，急性期可见丰富血流信号，呈"火海征"，慢性期可见少量血流信号或无血流信号。

4.诊断

本病发病缓慢，一般无明显外伤史，多见于35～50岁中年男性，男多于女（约3∶1），右侧多见。肱骨外上髁、桡骨头及两者之间有局限性、极敏锐的压痛，在肱骨外上髁压痛最明显。有时在距离肱骨外上髁4～5cm处可触及条索状变硬的伸肌腱。局部肿胀不常见，皮肤无炎症，肘关节屈伸活动不受影响。

5. 治疗

（1）皮捏疗法

①体位：患者取坐位或仰卧位，术者立于患者患侧面。

②操作手法：摸，充分暴露施术部位，术者用手指或指腹触摸前臂肘部至腕关节部周围的软组织，边触诊边寻找肘关节周围的筋膜结节点、压痛点等，明确病变部位以及疼痛部位。捏，术者用拇指和食指指腹轻轻夹住患者的疼痛部位，将表皮向向心端轻轻提起，随之松开后再次重复以上操作，以患处局部微微发红为宜。走，走行方向依据具体补泻来选择。

③时间及疗程：治疗时长根据病变范围而定，频率依据具体补泻决定（补：60 ～ 90 次 / 分，泻：90 ～ 120 次 / 分），1 次 / 天，6 次 / 疗程。

（2）谢氏齐针疗法

①体位：患者取坐位或仰卧位，术者立于患者患侧面。

②取穴：选取肘关节附近的筋结上（主要集中在腕背伸肌、旋前圆肌、旋前方肌上），曲池穴、手三里穴区进行多针聚刺。

③针刺操作：充分暴露腧穴，严格消毒后，通常选择 6 针，依据病情选择合适持针手法，左手固定患者肘关节屈曲，使患者前臂旋前，右手拇指、食指、中指同时用力，多针针刺腧穴，疾进疾出，重复上述步骤，直至覆盖整个患区。

④时间及疗程：隔日 1 次，3 次 / 疗程。

（3）皮下针疗法

①体位：患者取坐位或仰卧位，术者立于患者患侧面。

②取穴：选取局部阿是穴（主要集中在腕背伸肌、旋前圆肌、旋前方肌上）、曲池穴、肘髎穴、天井穴、手三里穴等。

③针刺操作：严格消毒后，对上述部位进行平刺，嘱患者进行肘关节的屈伸、前臂旋前旋后、腕关节背伸抗阻等运动，直至疼痛减轻或消失。

④时间及疗程：常规皮下针 1 天施针 1 次，若久留针则 2 天施针 1 次，6 天 / 疗程。

（4）诊疗思路：网球肘是伸肌总腱慢性劳损形成的无菌性炎症，有局部滑膜增厚和滑膜炎等病理改变，同时可能出现伸肌总腱处穿出的神经、血管受压，导致微循环障碍，淋巴回流受阻。因此，采用皮捏疗法可以促进淋巴回流，消除肿胀。齐针疗法可以改善微循环，增加局部血运，使局部代谢加速，有利于清除炎症介质，且齐针可以降低局部组织压力，提高疼痛阈值，止痛效果明显。皮下针加速炎症的吸收和消退，利于受损肌腱修复，对该病治疗具有积极的作用。

（5）注意事项

①操作时需要注意肘关节部位的神经和关节腔，避免手法过重导致疼痛加重。

②嘱患者平时避免过度劳累，避免上肢长时间负重、扭转等，体育运动时应注意热身，以及注意保暖等。

六、肩周炎

肩关节周围炎，简称肩周炎，是肩关节囊及周围韧带、肌腱和滑囊的慢性非特异性炎症，又称冻结肩、五十肩、漏肩风、肩凝症。肩关节周围炎是一种多因素诱发的病变，好发于 50 岁左右的中年人，女性多见，临床以肩痛、肩关节多方向活动障碍等为主要特征。

1. 病因病机

肩关节周围炎发病原因常见有退行性变（年老体弱、筋脉失养、慢性劳损、内分泌紊乱），继发于肩部筋伤或骨折、脱位（长期固定不动，组织挛缩粘连），受凉（感受风寒湿邪侵袭肩部），颈椎病（经脉受阻）等。根据患者病程不同分为急性期和慢性期，急性期和慢性期的病理变化主要涉及肩关节周围的软组织和关节囊。

在急性期，病理变化主要表现为肩关节周围的无菌性炎症。在这个阶段，肩关节周围的肌肉、肌腱、滑囊等组织会出现明显肿胀、充血、水肿和渗出。表现为肩部疼痛加重，活动受限。

随着病情的发展进入慢性期，关节囊和周围软组织发生了纤维化和增厚，病理变化主要表现为肩关节囊的广泛粘连，关节囊皱襞闭锁，导致关节各方向活动严重受限。

2. 临床表现

（1）急性期：病程 1～3 个月。临床表现可见肩部疼痛，肩关节活动受限，由于疼痛引起的肌肉痉挛，韧带、关节囊挛缩所致，但肩关节本身尚能有相当范围的活动度。

（2）慢性期：病程 3～12 个月。临床表现为疼痛明显减轻，但肩关节因肩周软组织广泛粘连，活动范围严重受限，外展及前屈运动时，肩胛骨随之摆动而出现所谓肩胛联动。之后疼痛逐渐减轻，肩关节的挛缩、粘连逐渐消除而恢复正常功能。

3. 检查

（1）体格检查

①搭肩试验：正常人手摸对侧肩部时，肘关节可以紧靠胸壁，而肩周炎患者搭肩试验多为阳性。

②外展试验：外展初始不痛，到一定角度疼痛，活动度越大越痛，可能为肩关节粘连。

③肩关节内旋试验：让患者主动做肩过度内旋活动，在屈肘位，前臂置于背后，引起疼痛为阳性，说明为肱二头肌长头腱鞘炎，肩周炎患者为阳性。

④摸背试验：患者患肢后伸，手指尖向对侧肩胛骨触摸，正常时能触及肩胛骨下角以上，肱二头肌长头腱鞘炎时，此活动受限，肩周炎患者此试验阳性。

（2）影像学检查

① X 线：显示多无阳性发现，但可排除骨关节疾病，病程长者可见骨质疏松、冈上肌腱钙化等改变。

② MRI：肩关节的滑囊、关节腔内存在积液，肩周肌肉及肌腱内存在血液、渗液。

4. 诊断

根据患者的病史、临床症状、查体及辅助检查多可诊断。

5. 治疗

（1）皮捏疗法

①体位：患者取坐位或健侧卧位，术者立于患者患侧面或背后侧。

②操作手法：摸，充分暴露施术部位，术者用指腹触摸肩关节周围的软组织，边触诊边寻找肩关节周围的筋膜结节点、压痛点等，明确病变部位以及疼

痛部位。捏，术者拇指和食指指腹轻轻夹住患者的疼痛部位，将表皮向向心端轻轻提起，随之松开后再次重复以上操作，以患处局部微微发红为宜。走，急性期，皮捏时应从周围向疼痛中心实施，手三阳经自上而下皮捏，手三阴经自胸部而往肩部皮捏，慢性期，皮捏时应从疼痛中心向周围实施，手三阳经自下而上皮捏，手三阴经自肩部而往胸部皮捏。

③时间及疗程：治疗时长根据病变范围而定，频率依据具体补泻决定（补：60～90次/分，泻：90～120次/分），1次/天，急性期3次/疗程，慢性期6次/疗程。

（2）谢氏齐针疗法

①体位：患者取坐位或健侧卧位，术者立于患者患侧或背后侧。

②取穴：选取肩关节处阿是穴区。

③针刺操作

a.急性期时，充分暴露腧穴，严格消毒后，术者依据病情选择合适针数及持针手法，右手拇指、食指、中指同时用力，选取3根针进行针刺腧穴，疾进疾出，重复上述步骤，直至覆盖整个患区。

b.慢性期时，充分暴露腧穴，严格消毒后，术者依据病情选择合适针数及持针手法，右手拇指、食指、中指同时用力，选取6根针进行针刺腧穴，疾进疾出，重复上述步骤，直至覆盖整个患区。

④时间及疗程：隔日1次，3次/疗程。

（3）皮下针疗法

①体位：患者取坐位或健侧卧位，术者立于患者患侧或背后侧。

②取穴：选取肩部阿是穴（主要集中冈上肌、肱三头肌等部位）、肩三针穴、肩贞穴、臂臑穴、肩井穴、肩中俞穴、肩外俞穴、曲垣穴等位置；也可以痛点为中心，用叠瓦针法在患区覆盖施针，见图3-4。

③针刺操作：严格消毒后，对上述部位进行平刺，针刺后可嘱患者进行肩关节的屈伸、旋前旋后、双手前后、交叉自然摆动，手指自然触摸对侧肩关节等运动，直至疼痛减轻或消失，活动度增加，如为叠瓦针则不宜活动。

④时间及疗程：1次/天，每次30分钟，6天/疗程。

（4）诊疗思路：肩周炎急性期为肩关节周围的肌肉、肌腱、滑囊等组织的明显肿胀、充血、水肿和渗出，肌肉和韧带的紧张、痉挛。因此，采用皮捏疗法可以促进淋巴回流，减轻水肿。齐针疗法有助于促进局部血液循环，降低局部炎性因子的浓度，改善疼痛症状，同时形成软组织内外通道，降低组织间液压力，消除肿胀。皮下针通过刺激肩关节周围的肌腱和韧带，通过启动机体自我修复能力促进受损组织的恢复，从而促进肩周炎的康复。

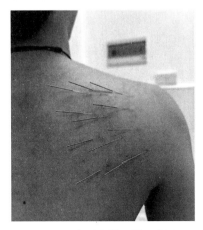

图3-4 肩周炎叠瓦针示意图

肩周炎慢性期为关节囊的广泛粘连，导致关节活动受限。皮捏可以通过反复揉捏刺激，松解局部组织。齐针可以改善局部微循环，促进局部组织的营养和修复。皮下针配合运动，扩大针刺作用范围，松解组织粘连的同时，加强软组织的自我修复。

（5）注意事项

①本操作适合减轻肩关节的疼痛，对于活动受限明显患者应结合关节松动术等治疗。

②操作时应充分考虑颈肩部肌肉的整体性，需要对颈肩部同时进行处理。

③针刺操作要快、准，并注意观察，做好沟通，防止出现晕针、滞针等不良事故。

④要充分鉴别肩袖损伤、颈椎病、肩峰撞击综合征等相关性疾病。

⑤嘱患者平时注意保护肩关节，避免损伤、注意保暖，避免肩关节保持同一姿势过久，过度用力、过度劳累等，同时加强肩关节的锻炼。

⑥肩周炎急、慢性过程的病理变化不同，治疗思路不同，操作方法也有不同，因此应注意区分。

七、肩袖损伤

肩袖损伤是指组成肩袖的肩胛下肌、冈下肌、冈上肌和小圆肌等肌腱组织发生无菌性炎症，或因损伤所引起的肩部压痛、疼痛、麻木、肿胀，进而出现活动受限及功能障碍等症状。肩袖损伤主要包括冈上肌肌腱炎、肩峰下撞击综合征和肩袖撕裂等病症，导致肩关节功能受限、肩部肌肉萎缩、肌腱撕裂等，严重影响患者的肩关节运动功能和日常工作生活。

1. 病因病机

目前有研究认为，肩峰下撞击综合征、肩袖处血管因素以及损伤和退化等因素是导致肩袖损伤的关键因素，其中退化和损伤被认为起主要作用，受累肌腱发生充血，水肿，变性，甚至断裂。反复肌腱损伤会导致慢性肌腱炎的发生，肩袖肌群发生慢性炎症、萎缩、纤维化和脂肪浸润，导致肩袖相关肌肉的不可逆性和持续性退化。

2. 临床表现

（1）肩关节疼痛：疼痛常为患者就诊的主要原因，以夜间疼痛多见，主要分布在肩关节前部、后方及三角肌分布区域，患者常喜好健侧卧位以减轻疼痛。

（2）肩关节功能障碍：患者多存在肩关节外展、前屈、外旋等受限，可表现为"患侧梳头动作困难"等。

（3）肌肉萎缩和肌肉力量下降：当病史较长时，冈上肌、冈下肌等肩袖肌群可出现萎缩情况，其中以冈上肌萎缩最为常见，继而表现为肌肉力量下降甚至丧失。

3. 检查

（1）体格检查

①肩关节活动度：肩关节丧失被动和主动活动范围可提示粘连性肩关节囊炎或肩关节骨性关节炎，失去主动活动范围而保持被动活动范围则表明肩袖损伤或肩峰下撞击综合征。

②特殊检查：冈上肌检查，如冈上肌试验 / 空罐试验、抱抬抗阻试验；冈下肌检查，如冈下肌试验；小圆肌检查，如吹号手征；肩胛下肌检查，如熊抱试验、抬离试验、压腹试验；肩峰下撞击综合征相关检查，如霍金斯 - 肯尼迪测试、肩峰撞击诱发试验等。

（2）影像学检查

①X 线检查：初步筛查肩袖损伤的方法，可以观察肩关节骨性结构，排

除骨折、脱位等其他疾病。但 X 线检查对于软组织的显示效果有限，不能直接显示肩袖损伤。

②MRI 检查：是诊断肩袖损伤最常用的影像学检查方法。通过 MRI 可以清晰地显示肩袖的形态、撕裂程度和位置，为医生提供准确的诊断依据。MRI 还可以评估肩袖损伤的预后，指导患者进行康复训练。

③超声检查：可以清晰显示肩袖的结构和撕裂部位，评估撕裂的大小和深度。

④CT 检查：可以显示肩袖的骨性结构，对于肩袖损伤合并骨折、骨赘等骨性病变的诊断有一定价值。

4. *治疗*

（1）皮捏疗法

①体位：患者取坐位或健侧卧位，术者立于患者患侧面。

②操作手法：摸，充分暴露施术部位，术者用指腹触摸肩关节周围的软组织，边触诊边寻找肩关节周围的筋膜结节点、压痛点等，明确病变部位以及疼痛部位。捏，术者用右手的拇指和食指指腹轻轻夹住患者的疼痛部位，以及手三阳经、手三阴经的循行分布上的表皮，其次对胸大肌、肱二头肌、冈上肌、三角肌、小圆肌等部位，将表皮轻轻提起，随之松开后再次重复以上操作，以患处局部微微发红为宜。走，急性疼痛时，皮捏时应从周围向疼痛中心实施，手三阳经自上而下皮捏，手三阴经自胸部而往肩部皮捏，慢性恢复期，皮捏时应从疼痛中心向周围实施，手三阳经自下而上皮捏，手三阴经自肩部而往胸部皮捏。

③时间及疗程：治疗时长根据病变范围而定，频率依据具体补泻决定（补 60 ～ 90 次 / 分，泻：90 ～ 120 次 / 分）。1 次 / 天，急性期 3 次 / 疗程，慢性期 6 次 / 疗程。

（2）谢氏齐针疗法

①体位：患者取坐位或健侧卧位，术者立于患者患侧面或背后侧。

②取穴：选取冈上肌肌腱起止点区或肩部阿是穴区。

③针刺操作：充分暴露腧穴，严格消毒后，通常选取 6 针，依据病情选择合适持针手法，右手拇指、食指、中指同时用力，多针针刺腧穴，疾进疾出，

重复上述步骤，直至覆盖整个患区。

④时间及疗程：隔日 1 次，3 次 / 疗程。

（3）皮下针疗法

①体位：患者取坐位或健侧卧位，术者立于患者患侧面或背后侧。

②取穴：选取冈上肌肌腱、肱二头肌长头肌腱起止点；也可以痛点为中心，用叠瓦针法在患区覆盖施针。

③针刺操作：严格消毒后，对上述腧穴进行针刺，阿是穴由痛点中心处向四周平刺进针，可调节进针角度与深度，进针后及运动时均以无疼痛感及异物感为佳，嘱患者进行肩关节的屈伸、旋前旋后、双手前后、交叉自然摆动，手指自然触摸对侧肩关节等运动，直至疼痛减轻或消失，如为叠瓦针则不宜活动。

④时间及疗程：1 天 / 次，每次 30 分钟，6 天 / 疗程。

（4）诊疗思路：肩袖损伤是一种无菌性炎症，肩关节周围肌腱、肌肉出现炎症肿胀，并且炎症肿胀会挤压血管，导致该区域相对缺血、淋巴回流障碍。采用皮捏疗法有助于促进局部淋巴回流，消除肿胀，改善疼痛。采用齐针刺激损伤肌肉起止点，利于降低两端肌腱张力，且能提高疼痛阈值，改善疼痛症状，齐针疗法还能够改善肩袖肌肉局部微循环，降低炎症反应，促进损伤肌肉修复，从而缓解疼痛和活动障碍。皮下针降低痉挛的肌肉张力，能有效改善患者的关节功能和肌肉萎缩症状，减轻疼痛。

（5）注意事项

①针刺操作要快、准，并注意观察，做好沟通，防止出现晕针、滞针等不良事故。

②针刺同时嘱患者做可使冈上肌收缩的相关动作，疗效更佳。

八、项背肌筋膜炎

项背肌筋膜炎又称项背肌纤维炎、项背部软组织劳损、肌肉风湿，是由于项背部软组织无菌性炎症引起的以慢性疼痛、活动受限为主症的疾病。项背肌主要是斜方肌、菱形肌等肌群，受肩胛背神经 C5 支配，项背部肌群因有筋膜覆盖其上，形成一个有机整体。故临床上一处肌肉筋膜受损，由于炎症扩散，往往会导致项背部出现大片疼痛区域。

1. 病因病机

项背肌筋膜炎是一种常见的肌肉骨骼疾病，其病因包括机械性损伤（如过度使用和急性损伤）、不良姿势（如长时间伏案工作、低头玩手机等）、环境因素（如寒冷和潮湿）、心理因素（如精神紧张和压力）以及体质因素（如肌肉力量薄弱和营养不良）。病机主要涉及局部软组织的微小损伤和无菌性炎症反应、肌肉和筋膜的紧张和痉挛、血液循环障碍和神经系统的异常，这些因素相互作用形成恶性循环，导致症状持续和加重。

2. 临床表现

项背肌筋膜炎多见于中老年人。常有急性发作或慢性疼痛急性发作史，前者多有损伤病史，后者常因受凉、劳累而发作或加剧。临床表现主要包括慢性疼痛、活动受限、肌肉僵硬、压痛点、局部疲劳和其他症状。疼痛集中在颈部和肩胛骨之间，通常为钝痛或刺痛，劳累后或长时间保持同一姿势后加重，休息后有所缓解但不完全消失。颈部和肩部活动受限，尤其是旋转和后仰时困难。项背部肌肉常感到僵硬，特别是早晨起床或长时间保持同一姿势后更明显，触诊时可找到多个压痛点。患者还可能感到局部疲劳，肌肉无力，部分患者伴有头痛或感觉异常。其严重程度常随气候变化而改变。

3. 检查

（1）影像学检查

①X线检查：通常无明显异常，少数有脊柱先天性畸形；但可以帮助排除其他引起类似症状的骨性病变。

②MRI检查：可提示主要表现为肌筋膜软组织、关节腔积液以及韧带等部位的水肿、炎症等情况的高信号，部分患者可出现筋膜尾征。

③超声检查：可以显示肌肉和筋膜的炎症、水肿、纤维化和肌肉撕裂等情况适用于动态观察肌肉和筋膜的状态。

（2）其他检查

①实验室检查：多无阳性表现，红细胞沉降率和抗链球菌溶血素"O"偶有增高。

②电生理检查：如肌电图（EMG）和神经传导速度（NCV）等检查可以

帮助评估神经受压或损伤的情况，但在项背肌筋膜炎中较少使用，主要用于排除神经病变。

4. 诊断

触诊项背部肌肉起止点处常有压痛。急性发病颈项部可有特定的痛点，称为激痛点，按压时可引起剧烈的传导性疼痛，甚者可激惹臀部及大腿后部传导性疼痛，疼痛范围与激痛点的敏感度有关，颈、背、肩部活动受限，处于被动体位，腰部僵硬，可触及痉挛的肌肉。慢性期能触及较硬的筋结或条索状的筋束。体格检查和辅助检查结果可帮助诊断。

5. 治疗

（1）皮捏疗法

①体位：患者俯卧位，术者立于患者患侧面。

②操作手法：摸，充分暴露施术部位，术者用指腹触摸颈肩背部周围的软组织，边触诊边寻找肩背部周围的筋膜结节点、压痛点等，明确病变部位以及疼痛部位。捏，术者用右手的拇指和食指指腹轻轻夹住患者的疼痛部位，以及竖脊肌、菱形肌、冈上肌、冈下肌、小圆肌、肩胛提肌、斜方肌等部位上的表皮，将表皮轻轻提起，随之松开后再次重复以上操作以患处局部微微发红为宜。走，走行方向依据具体补泻来选择。

③时间及疗程：治疗时长根据病变范围而定，频率依据具体补泻决定（补：60～90次/分，泻：90～120次/分），1次/天，6次/疗程。

（2）谢氏齐针疗法

①体位：患者取俯卧位，术者立于患者患侧面。

②取穴：以局部筋膜结节点、压痛点等阿是穴区为主。

③针刺操作：充分暴露腧穴，严格消毒后，通常选取6针，术者依据病情选择合适持针手法，右手拇指、食指、中指同时用力，多针针刺腧穴，疾进疾出，重复上述步骤，直至覆盖整个患区。

④时间及疗程：隔日1次，3次/疗程。

（3）皮下针疗法

①体位：患者取取俯卧位，术者立于患者患侧面。

②取穴：选取颈肩背部阿是穴（集中在肩胛骨周围），此外还可选取华佗

颈夹脊穴、肩中俞穴、肩外俞穴、曲垣穴、肩井穴、天宗穴等；也可以痛点为中心，用叠瓦针法在患区覆盖施针。

③针刺操作：严格消毒后，对上述部位进行平刺，针刺后可以嘱患者进行颈肩部的扩胸、旋转、甩手、弯腰、掌托天门等拉伸活动，如为叠瓦针则不宜活动。

④时间及疗程：常规皮下针1天施针1次，若久留针则2天施针1次，6次/疗程。

（4）诊疗思路：项背肌筋膜炎是肌肉及筋膜的无菌性炎症，有渗出、水肿、痉挛等病理表现，病程较长者会出现局部的广泛粘连，筋膜变性，瘢痕形成，血液循环不畅，造成项背乃至腰部持续疼痛。因此，采用皮捏疗法促进淋巴液回流，减轻局部肿胀。齐针可以帮助改善血液循环，促进炎症介质吸收，缓解疼痛，并通过提高疼痛阈值，降低患者对疼痛的感知力。皮下针能够降低局部肌肉张力，改善活动受限，同时促进组织自我修复，促进关节功能恢复。

（5）注意事项

①本操作适合急慢性腰背肌筋膜炎，慢性期时应久留皮下针，谢氏齐针以肌腱膜节点、骨旁肌肉起始点处为施术部位。

②操作时应充分考虑颈肩部的解剖特性，注意进针的方向、深度，避免气胸、损伤脊髓等。

③针刺操作要快、准，并注意观察，做好沟通，防止出现晕针、滞针等不良事故。

④嘱患者平时注意保暖，加强颈肩背部的肌肉锻炼，避免长时间办公或久卧等劳损和不良姿势。

九、腰肌劳损

腰肌劳损系指腰部肌肉、筋膜、韧带和骨关节等组织的慢性损伤，是腰部慢性疼痛的常见疾患。

1. 病因病机

常由于长期从事腰部负重或弯腰工作，或长期腰部姿势不良，引起腰背肌肉、筋膜和韧带等劳损所致；或见于腰部急性扭挫伤之后，误诊失治，迁延而成慢性腰痛；在病理过程中，肌肉和筋膜受到损伤后，会发生水肿、渗出等无菌性炎症，久而久之，出现粘连及纤维性变，使肌肉和筋膜的弹性降低，容易受到进一步的损伤。

2. 临床表现

腰痛多呈酸胀或隐隐作痛，时轻时重，反复发作，休息后减轻，劳累后加重。患者弯腰活动困难，甚至加剧疼痛，兼有风寒湿邪者，疼痛多与气候变化有关，自觉腰部沉重乏力，喜温畏寒，腰痛如折，转侧活动不利。

3. 检查

（1）体格检查：腰部姿势和外观是否有异常的弯曲、肿胀或皮肤变化。触诊腰部肌肉和周围组织，如脊柱棘突两旁、椎体横突附近以及骶髂关节处，以确定是否存在压痛点、紧张或痉挛的肌肉。神经系统检查多无异常，直腿抬高试验多为阴性。

（2）影像学检查

① X 线检查：特异性不高，一般无异常发现，可作为初步筛查手段，明确腰椎曲度，骨质结构等是否存在异常。

② MRI 检查：是目前诊断腰肌劳损较为敏感和特异的方法之一，腰椎旁肌肉组织出现肌肉体积萎缩、边缘轮廓模糊，MRI 信号呈现不均匀的表现。而且通常伴有脂肪浸润，表现为不同程度的肌间隙扩大。伴有肌筋膜炎，MRI 也可显示出肌间隙和肌骨间隙的组织液渗出。

4. 诊断

患者有腰部急性损伤或慢性劳损病史。X 线检查可发现腰椎生理曲度变直，侧弯或腰椎骶化、骶椎腰化、隐性脊柱裂或伴有骨质增生。此外，第三腰椎横突综合征患者可见第三腰椎横突明显过长，或两侧横突不对称。

5. 治疗

（1）皮捏疗法

①体位：患者取俯卧位、术者立于患者侧面。

②操作手法：摸，充分暴露施术部位，术者用手指或指腹触摸腰部的竖脊肌、膀胱经以及腰骶部等表皮，以及腹部的腹外斜肌、腹直肌等表皮，明确病变部位以及疼痛部位。捏，术者用拇指和食指指腹轻轻夹住患者的疼痛部位，

以及竖脊肌、腹外斜肌、腹直肌、膀胱经上的表皮，将表皮向向心端轻轻提起，随之松开后再次重复以上操作，以患处局部微微发红为宜。走，走行方向依据具体补泻来选择。

③时间及疗程：治疗时长根据病变范围而定，频率依据具体补泻决定（补：60～90次/分，泻：90～120次/分），1次/天，急性期3次/疗程，慢性期6次/疗程。

（2）谢氏齐针疗法

①体位：患者取俯卧位，术者立于患者患侧面。

②取穴：选取腰阳关穴、肾俞穴、阿是穴区。

③针刺操作：充分暴露腧穴，严格消毒后，通常选取6针，依据病情选择合适持针手法，右手拇指、食指、中指同时用力，多针针刺腧穴，疾进疾出，重复上述步骤，直至覆盖整个患区。

④时间及疗程：隔日1次，3次/疗程。

（3）皮下针疗法

①体位：患者取俯卧位，术者立于患者患侧面。

②取穴：选取腰部阿是穴、肾俞穴、腰阳关穴等；也可以痛点为中心，用叠瓦针法在患区覆盖施针。

③针刺操作：严格消毒后，对上述腧穴进行针平刺，针刺后嘱咐患者缓慢摇动腰背部，或站立缓慢行走，至疼痛减轻或消失，如为叠瓦针则不宜活动。

④时间及疗程：常规皮下针1天施针1次，若久留针则2天施针1次，6次/疗程。

（4）诊疗思路：腰肌劳损是腰部肌肉、筋膜、韧带长期劳损导致的一种局部慢性无菌性炎症。局部发生水肿，渗出等炎症反应，腰部肌肉变性，甚至撕裂，形成瘢痕、粘连、纤维条索。因此，采用皮捏疗法促进局部淋巴回流，肿胀吸收。齐针可以改善血液循环，减少炎症物质的积聚，减轻疼痛，并且有利于稳定腰椎，还能提高疼痛阈，降低患者对疼痛的感知力。皮下针有助于降低局部组织异常张力，促进组织自我修复。

（5）注意事项：嘱患者平时配合腰背肌核心稳定训练，以巩固疗效；平时注意保暖，避免久坐、久站等不良姿势。

十、跟痛症

跟痛症，是由劳损和退变所致的以足跟部周围长期疼痛为主要症状的一组综合征，尤其是以跟骨跖面疼痛多见。多发生于 40 ～ 70 岁，一侧或两侧可同时发病。本症也称为足底跖筋膜炎、跟骨骨膜炎。

1. 病因病机

本症发生于组织的长期累积性损伤，与退行性病变有密切关系。

（1）足跟内高压：指跟骨内压力增高（压力 > 2.6kPa）而产生的疼痛。

（2）足跟脂肪垫炎或萎缩：足跟部皮肤厚，在皮肤和跟骨之间具有特有的脂肪垫，脂肪垫有防止滑动和吸收震荡的作用。由于长期慢性损伤、劳损、外伤等因素，引发其炎性改变，也会因长期慢性的炎症改变而萎缩。

（3）跖筋膜炎：跖筋膜是维持足纵弓的纤维结构，足趾强力背伸时，腱膜紧张、足弓升高，可引起筋膜附着点或纤维的撕裂损伤、炎性反应，继而退变、纤维化。

（4）跟骨骨刺。

2. 临床表现

多发生于中年以后的肥胖者，男性发生率高，一侧或两侧同时发病，疼痛轻重不一，起病缓慢。主要表现为足跟跖面疼痛、肿胀和压痛。常于劳累后出现，足跟着地时加重疼痛，疼痛可沿跟骨内侧向前扩展至足底，尤其是早晨起床以后或休息后开始，行走时疼痛更明显，活动一段时间后疼痛稍可缓解，继续行走疼痛又明显，严重时影响走动。

3. 检查

（1）体格检查：跟骨跖面和侧面可有一个或多个压痛点。

（2）影像学检查

① X 线检查：在跟骨底可见到骨刺，但其是否存在及骨刺大小，与临床症状无必然联系。

②超声检查：跟骨附着处足底跖腱膜增厚，厚度 > 4mm，回声减低，层次不清晰；部分病例可在病变处跖腱膜浅侧探及少量积液，浅方脂肪垫也可增厚；CDFI，急性期血流信号较丰富；部分病例可伴有骨刺。

③ MRI 检查：发现跖肌肌腱起始部邻近内侧的肌腱肥厚，足底筋膜厚度明显增加，并且出现信号改变，比如长 T1、长 T2 信号，呈条片状，且边界较清。

4.治疗

（1）皮捏疗法

①体位：患者取健侧卧位、俯卧位，术者立于患者后面或患侧面。

②操作手法：摸，充分暴露施术部位，术者用右手指或指腹触摸踝关节及足跟后方至小腿处（主要有腓肠肌、比目鱼肌、腓骨长肌、腓骨短肌等肌肉）的表皮，明确病变部位以及疼痛部位。捏，术者用右手的拇指和食指指腹轻轻夹住患者的足跟部疼痛点，以及小腿后侧表皮，将表皮向向心端轻轻提起，随之松开后再次重复以上操作，以患处局部微微发红为宜。走，走行方向依据具体补泻来选择。

③时间及疗程：治疗时长根据病变范围而定，频率依据具体补泻决定（补：60～90次/分，泻：90～120次/分），1次/天，急性期3次/疗程，慢性期6次/疗程。

（2）谢氏齐针疗法

①体位：患者取健侧卧位、俯卧位，术者立于患者后面或患侧面。

②取穴：足跟处阿是穴、照海穴、太溪穴、昆仑穴、申脉穴等。

③针刺操作：严格消毒后，通常选取6针，术者依据病情选择合适的持针手法，右手拇指、食指、中指同时用力，多针针刺腧穴，疾进疾出，重复上述步骤，直至覆盖整个患区。

④时间及疗程：隔日1次，3次/疗程。

（3）皮下针疗法

①体位：患者取健侧卧位、俯卧位，术者立于患者后面或患侧面。

②取穴：选取足踝部阿是穴、昆仑穴、太溪穴等周围；也可以痛点为中心，用叠瓦针法在患区覆盖施针。

③针刺操作：严格消毒后，对上述部位进行平刺，针刺后嘱患者站立缓慢行走，至疼痛减轻或消失，如为叠瓦针则不宜活动。

④时间及疗程：常规皮下针1天施针1次，若久留针则2天施针1次，6天/疗程。

（4）诊疗思路：跟痛症是骨结节的慢性劳损，与退行性病变有密切关系。皮捏促进局部淋巴回流，减轻肿胀所致的疼痛。齐针深达骨膜，促进局部血液循环，降低局部炎性介质浓度的同时还能提高痛阈，钝化对疼痛的感知能力。皮下针能够降低局部组织异常张力，促进组织自我修复。

（5）注意事项

①若存在跟骨骨刺，可配合抗骨质疏松药物治疗。

②嘱患者避免穿过高、过硬的鞋子，注意加强踝足部的稳定训练，加强下肢肌肉力量等。

十一、髂胫束综合征

髂胫束综合征，也称为跑步膝，是一种常见的运动损伤，其主要症状是膝关节外侧的疼痛。本综合征是由髂胫束在膝关节外侧与股骨外髁摩擦引起的。好发于运动员，目前发病率没有权威流行病学数据。

1. 病因病机

（1）髂胫束柔韧性较差：髋外展肌肉和髂胫束的柔韧性不足会增加髂胫束末梢和股骨外侧髁的摩擦压力。如果没有对髋外展肌和髂胫束进行合适和有效的伸展运动，高强度、长时间的运动之后就容易诱发髂胫束综合征。

（2）膝关节稳定性不足：在跑步时，除了肌肉和骨骼，髂胫束也会起到稳定下肢的作用。但当下肢稳定性较为薄弱时，髂胫束的工作量就会增加，这会使髂胫束变得紧张，并且与大腿骨之间空隙减少，经常与大腿骨进行摩擦，从而产生疼痛。

（3）臀中肌力量不足：当臀中肌的力量不足、参与度不够，也会加大髂胫束的工作量，使髂胫束变得紧张，导致髂胫束被拉紧，从而造成摩擦损伤。

（4）运动环境或训练不当：如果经常在倾斜的地面上跑步，比如两边低中间高，不仅影响跑步姿势，还容易使膝关节内扣，造成侧髂胫束被拉紧。而突然间增加运动强度也会加重对髂胫束的刺激。

（5）足腿问题：膝内外翻、扁平足、过度足外翻、下肢不等长、胫骨内旋或大腿肌肉过于发达等足腿问题会使得运动过程中足腿异常运动，地面向上对足腿造成的冲击力加大，髂胫束被拉紧，进而导致髂胫束综合征。

2. 临床表现

髂胫束综合征是一种常见的运动损伤，其主要临床表现包括膝关节外侧的持续性疼痛，尤其在跑步或其他相关活动时加剧。这种疼痛可能在膝关节弯曲约 30° 时最为显著，因为此时髂胫束与股骨外髁摩擦加剧。患者可能在膝关节外侧上方或股骨外髁处感受到触痛，并在跑步、下楼梯、弯曲膝关节或长时间站立等活动时疼痛加剧。初期疼痛可能会在休息后减轻或消失，但随着病情的恶化，疼痛可能在休息时也会持续存在，甚至在早晨起床时出现僵硬感或不适。除膝关节外侧疼痛外，有时候疼痛也可能向上延伸至大腿外侧，甚至可以在髂骨和臀部区域感受到不适。

3. 检查

（1）体格检查

①压痛：膝外侧关节线上方 2 ～ 3 厘米处（即股骨外上髁）有轻度肿胀和压痛，被动膝内翻下（髌骨向外）屈伸疼痛加重，外翻下（髌骨向内）屈伸疼痛减轻或消失。

②挤压试验（Noble 试验）：让受试者仰卧，检查者将拇指置于膝关节外上（即股骨外上髁），另一手轻抓脚踝，使受试者做被动伸膝动作。若受试者在伸直约 30° 时再现疼痛，提示髂胫束摩擦综合征。

③髂胫束紧张度试验（Ober 试验）：受试者侧卧，下方的腿弯曲以稳定骨盆，而上方的腿保持伸直。检查者稳定受试者的髋部和骨盆，以防止骨盆前倾或翻转。检查者用一只手抓住受试者的膝盖，另一只手支撑髋部。检查者将受试者的大腿外展，然后尝试让患者的腿在松开手后自然下落。观察结果：在正常情况下，受试者的腿应能顺利下降至床面水平或以下。如果受试者的腿在空中悬停或无法顺畅下降，表明髂胫束存在紧张或短缩。

（2）影像学检查

① X 线检查：膝部 X 线检查可能会发现滑囊和相关结构（包括髂胫束韧带）的钙化，提示有慢性炎症。

②超声检查：髂胫束的超声检查包括髂胫束和股骨外上髁之间的软组织水肿肿胀，或离散的液体聚集，提示有滑囊炎，髂胫束增厚不一致等。

③ MRI 检查：位于股骨外侧髁中段处的髂胫束部分增厚，信号呈波浪状

或不连续；髂胫束的表面或深面 T2W1 呈高信号；股骨外侧髁与髂胫束之间可见局限性积液；伴有髂胫束附着点处骨髓水肿或可见 Gerdy 结节撕脱骨折。

4. 诊断

患者自身出现膝关节外侧经常感到钝痛、运动后疼痛加重、大腿部位出现放射性疼痛等症状，好发于运动员。体格检查和辅助检查结果可帮助诊断。

5. 治疗

（1）皮捏疗法

①体位：患者取仰卧位，术者立于患者患侧。

②操作手法：摸，充分暴露施术部位，术者用右手指或指腹触摸阔筋膜张肌、臀中肌、股四头肌、股二头肌、髂胫束周围等表皮，对比两侧肌肉状况，明确病变部位以及疼痛部位。捏，术者用双手拇指或食指指腹轻轻夹住患者的疼痛部位及周围，将表皮轻轻提起，范围尽量扩大，随之松开后再次重复以上操作，以患处局部微微发红为宜。走，走行方向依据具体补泻来选择。

③时间及疗程：治疗时长根据病变范围而定，频率依据具体补泻决定（补：60～90 次 / 分，泻：90～120 次 / 分），1 次 / 天，6 次 / 疗程。

（2）谢氏齐针疗法

①体位：患者取仰卧位，术者立于患者患侧正面。

②取穴：选取阔筋膜张肌、臀中肌、股四头肌、股二头肌、髂胫束周围区域。

③针刺操作：充分暴露腧穴，严格消毒后，术者依据病情选择合适针数及持针手法，右手拇指、食指、中指同时用力，多针针刺腧穴，疾进疾出，重复上述步骤，直至覆盖整个患区。

④时间及疗程：隔日 1 次，3 次 / 疗程。

（3）皮下针疗法

①体位：患者取仰卧位，术者立于患者患侧正面。

②取穴：选取局部阿是穴、阳陵泉、悬钟、风市穴等；也可以痛点为中心，用叠瓦针法在患区覆盖施针。

③针刺操作：严格消毒后，对上述部位进行平刺，针刺后可以嘱咐患者站立缓慢行走，如为叠瓦针则不宜活动。

④时间及疗程：常规皮下针 1 天施针 1 次，若久留针则 2 天施针 1 次，6 天 / 疗程。

（4）诊疗思路：髂胫束综合征，是因为髂胫束与股骨外髁反复摩擦，形成炎症出现以膝关节外侧疼痛为主要症状的症候群。皮捏疗法可缓解局部肌肉紧张状态，促进淋巴回流，减轻局部肿胀。齐针疗法可改善微循环，促进炎性介质的吸收，降低肌肉组织内部压力，减轻疼痛。皮下针疗法能够降低肌肉异常张力，促进机体自我修复。

（5）注意事项

①齐针以刺激肌腱为主，缓解肌肉紧张。

②在医生指导下做主动、被动活动，对不良运动姿势进行矫正，能避免进一步加重。

③嘱患者注意休息，避免长时间行走、站立和运动。

④肥胖者应适当减轻体重。

（凌晨）

第二节　骨关节疾病

一、颈椎病

颈椎病，又称颈椎退行性关节炎、颈椎综合征，系颈椎间盘退行性变及其继发病变刺激或压迫脊髓、神经根、椎动脉、交感神经等邻近组织，并因此引起一系列临床综合征。本病是 40 岁以上中老年人的常见多发病，且男性多于女性。

1. 病因病机

颈椎的退行性病变是颈椎病发病的主要原因。随着年龄的增长，由于职业或者日常劳损导致颈椎及椎间盘发生退行性改变，其中椎间盘的退变尤为重要，是颈椎诸结构退变的首发因素。发育性颈椎椎管狭窄、慢性劳损、颈椎的先天畸形也是导致颈椎病的重要病因，并由此演变出一系列颈椎病的解剖结构及病理生理改变。

颈部椎间盘会随着年龄增长逐渐失去水分和弹性，导致椎间盘变薄、结构松弛。这种退变会导致颈椎间盘的功能下降，进一步影响颈椎的稳定性和活动度。在颈椎间盘退变的基础上，颈椎的骨质也可能发生增生。这种增生通常发生在颈椎的边缘，形成骨刺或骨赘。这些骨刺可能压迫周围的神经、血管或脊髓，引起一系列症状。颈椎的韧带也可能发生肥厚和骨化，肥厚的韧带可能限制颈椎的活动度，并可能压迫周围的神经结构。颈椎间盘退变、骨质增生和韧带肥厚等因素可能导致神经根及脊髓受压，颈椎的稳定性下降可能会进一步加重颈椎的退变，形成恶性循环。

总的来说，颈椎病的病理机制涉及颈椎间盘退变、骨质增生、韧带肥厚和骨化等多个方面，这些因素相互作用，共同导致颈椎的稳定性下降、神经根和脊髓受压等病理改变。

2. 临床表现

颈椎病的临床症状较为复杂，主要有颈背疼痛、上肢无力、手指发麻、下肢乏力、行走困难、头晕、恶心、呕吐，甚至视物模糊、心动过速及吞咽困难等。颈椎病的临床症状与病变部位、组织受累程度及个体差异都有一定关系。

（1）神经根型颈椎病

①具有较典型的根性症状，如麻木、疼痛，且范围与颈脊神经所支配的区域相一致。

②压顶试验或臂丛牵拉试验阳性。

③影像学所见与临床表现相符合。

④痛点封闭无显效。

⑤除外颈椎外病变如胸廓出口综合征、腕管综合征、肘管综合征、肩周炎等所致以上肢疼痛为主的疾患。

（2）脊髓型颈椎病

①临床上出现颈脊髓损害的表现。

②X 线片上显示椎体后缘骨质增生、椎管狭窄。影像学证实存在脊髓压迫。

③除外肌萎缩性侧索硬化症、脊髓肿瘤、脊髓损伤、多发性末梢神经炎等。

（3）椎动脉型颈椎病

①曾有猝倒发作，并伴有颈性眩晕。

②旋颈试验阳性。

③X线片显示节段性不稳定或枢椎关节骨质增生。

④多伴有交感神经症状。

⑤除外眼源性、耳源性眩晕。

⑥除外椎动脉Ⅰ段（进入颈6横突孔以前的椎动脉段）和椎动脉Ⅲ段（出颈椎进入颅内以前的椎动脉段）受压所引起的基底动脉供血不全。

⑦手术前需行椎动脉造影或数字减影椎动脉造影（DSA）。

（4）交感神经型颈椎病：临床表现为头晕、眼花、耳鸣、手麻、心动过速、心前区疼痛等一系列交感神经症状，X线片颈椎有失稳或退变。椎动脉造影阴性。

（5）食管压迫型颈椎病：颈椎椎体前鸟嘴样增生压迫食管引起吞咽困难（经食管钡剂检查证实）等。

（6）颈型颈椎病：颈型颈椎病也称局部型颈椎病，是指具有头、肩、颈、臂的疼痛及相应的压痛点，X线片上没有椎间隙狭窄等明显的退行性改变，但可以有颈椎生理曲线的改变，椎体间不稳定及轻度骨质增生等变化。

3. 检查

（1）体格检查

①头前屈旋颈试验：先令患者头颈部前屈，再左右旋转活动，若颈椎处出现疼痛即为阳性，表明颈椎小关节有退行性变。

②椎间孔挤压试验：当患者头部处于中立位或后伸位时，检查者于头部依轴方向加压，若患肢出现放射性疼痛，症状加重为椎间孔挤压试验阳性。

③臂丛神经牵拉试验：患者低头，检查者一手扶患者头颈部，另一手握患肢腕部，做相反方向牵拉，如感觉患肢有放射痛或麻木则为阳性。如牵拉同时再迫使患肢作内旋动作，则称为 Eaten 加强试验。

④上肢后伸试验：患者取坐位、立位均可。检查者立于身后，手置于健侧

肩部起固定作用，另一只手握于患者腕部，并使其逐渐向后向外呈伸展状以增加对颈脊神经根或臂丛神经的牵拉，若患肢出现放射痛则为阳性，表明颈神经根或臂丛有受压或损伤。

（2）影像学检查

①X 线检查

正位：观察有无寰枢关节脱位、齿状突骨折或缺失。第七颈椎横突有无过长，有无颈肋、钩椎关节及椎间隙有无增宽或变窄。

侧位：观察生理曲度的改变、活动度的异常，常伴有骨赘形成、椎间隙的变窄、项韧带钙化等，偶有半脱位及椎间孔变小。

斜位：主要用来观察椎间孔的大小以及钩椎关节骨质增生的情况。

②CT 检查：对于颈椎病的诊断及鉴别诊断具有一定的价值，能正确地诊断椎间盘突出症、神经纤维瘤、脊髓或延髓的空洞症。

③肌电图检查：颈椎病及颈椎间盘突出症的肌电图检查都可提示神经根长期受压而发生变性，从而失去对所支配肌肉的抑制作用。

4. 诊断

根据颈椎病各个分型的临床表现和检查可诊断。

5. 治疗

（1）皮捏疗法

①体位：患者取仰卧位，术者坐于患者头前。

②操作手法：摸，充分暴露施术部位，术者用指腹触摸斜方肌、肩胛提肌、胸锁乳突肌、斜角肌、三角肌、夹肌（头夹肌、颈夹肌）等颈项部肌肉，对比两侧肌肉状况，明确病变部位以及疼痛部位。捏，术者用拇指和食指指腹轻轻夹住患者的疼痛部位，将表皮向向心端轻轻提起，随之松开后再次重复以上操作，以患处微微发红为宜。走，颈项部疼痛，皮捏时应从疼痛中心向周围施术，自颈项部肌肉自上而下走行。

③时间及疗程：治疗时长根据病变范围而定，频率依据具体补泻决定（补：60～90次／分，泻：90～120次／分），1次／天，6次／疗程。

（2）谢氏齐针疗法

①体位：患者取坐位，术者立于患者侧面。

②取穴：选取大椎穴、风池穴、肩井穴区。

③针刺操作：充分暴露腧穴，严格消毒后，通常选取 6 针，采取聚刺手法，右手拇指、食指、中指同时用力，多针针刺腧穴，疾进疾出，重复上述步骤，直至覆盖整个患区。

④时间及疗程：隔日 1 次，3 次 / 疗程。

（3）皮下针疗法

①体位：患者取俯卧位，术者立于患者头侧。

②取穴：颈项部肌紧张处、阿是穴等；也可以痛点为中心，用叠瓦针法在患区覆盖施针。

③针刺操作：严格消毒后，对患肌及阿是穴进行平刺，针刺方向为平刺或浅刺，针刺后可以嘱咐患者缓慢转动头部，疼痛稍缓解后可边行走边放松的转动头部，如为叠瓦针则不宜活动。

④时间及疗程：1 次 / 天，每次 30 分钟，6 天 / 疗程。

（4）诊疗思路：颈椎病系颈椎间盘退行性变及其继发病变刺激或压迫脊髓、神经根、椎动脉、交感神经等邻近组织，并因此而引起一系列临床综合征。皮捏疗法可放松局部肌肉，松解肌肉紧张状态，改善血运，促进血液循环；齐针疗法刺激疼痛部位两端肌腱，能够提高疼痛阈值，降低疼痛敏感性，有利于缓解肌腱或韧带的紧张，从而缓解疼痛；皮下针可松解被压迫的软组织结构，调整颈椎局部肌肉骨骼状态，缓解肩颈僵硬，从而减轻麻木、疼痛等症状。

（5）注意事项

①本操作适用于软组织型颈椎病、神经根型颈椎病、交感神经型颈椎病，慎用于脊髓型颈椎病和椎动脉型颈椎病。

②颈椎病常累及上肢疼痛、活动受限，施术时可连同上肢患肌一并处理。

③颈项部针刺不宜过深、过重，操作时注意时刻观察患者情况。

④嘱患者注意休息，避免长时间保持固定体位，保持良好睡眠卧姿，同时加强颈项部肌肉锻炼。

二、腰椎间盘突出症

腰椎间盘突出症临床较为常见，主要是因为腰椎间盘各部分（髓核、纤维环及软骨板），尤其是髓核，有不同程度的退行性改变后，在外力因素的作用下，椎间盘的纤维环破裂，髓核组织从破裂之处突出（或脱出）于后方或椎管内，导致相邻脊神经根遭受刺激或压迫，从而产生腰部疼痛，一侧下肢或双下肢麻木、疼痛等一系列临床症状。腰椎间盘突出症以 $L_{4\sim5}$、$L_5 \sim S_1$ 发病率最高，约占发病率的 95%。

1. 病因病机

椎间盘的退行性变是腰椎间盘突出的最根本的原因。其损伤可能由于外力导致，例如超重会给腰椎间盘带来压力，长期低头、坐位或弯腰劳动等不良姿势是诱发突出的重要因素；此外，遗传因素、先天发育等问题也与腰椎间盘突出有关。

随着年龄的增长，腰椎间盘的髓核和纤维环会发生退行性变，包括含水量减少、原纤维变性及胶原纤维沉积增加等。这些变化导致髓核失去弹性，纤维环退变，使得椎间盘在外力压力下容易发生破裂，从而导致椎间盘突出。突出的椎间盘压迫周围神经根、血管，导致神经根缺血缺氧发生水肿，并且腰椎的稳定性较差，最终导致腰痛、腿痛、下肢麻木无力等症状反复发作。

2. 临床表现

（1）疼痛：腰椎间盘突出症给人的第一感觉就是疼痛，但是这种疼痛有其特点。

①疼痛的部位：绝大多数患者腰痛伴随着单侧或者双侧下肢到膝盖以下的放射疼痛，如果 $L_{4\sim5}$ 或 $L_5 \sim S_1$ 椎间盘有突出，疼痛就可能一直放射到脚部。

②疼痛的性质和程度：除了髓核脱出等少数情况是持续性疼痛以外，大多数是间歇性疼痛，只要选择平卧等减小突出压迫的体位，疼痛一般在可以忍受的程度。

③疼痛的发作规律：大多数人疼痛都有规律可循，运动时疼痛加重，静止时疼痛减轻，站立、行走、坐的时候加重，平卧时减轻，咳嗽、大小便等腹压增高时加重。还有一些人会感觉到白天比晚上重，下午比上午重。

（2）神经功能异常：腰椎间盘突出症最显著的症状是突出物压迫神经以

后，出现腰痛和向下肢放射性的神经疼痛，同时因受压后神经的缺血和缺氧，在被压迫神经支配的区域常常有发麻、发凉等神经感觉异常，如果突出物压迫神经根时间较长，还可能出现神经麻痹、反射迟钝，甚至消失，甚至出现该神经所控制的肌肉瘫痪。

（3）脊椎姿势改变与活动受限：突出物压迫到神经后，通过使腰肌紧张，调整腰椎姿态和限制某些运动功能，来躲避突出物的压迫，使压迫缓解，这是一种下意识的自我保护性反应。由于腰肌紧张，使得腰椎生理曲度减弱甚至消失，在做前后弯腰和左右侧腰的动作时，受突出物压迫的一侧，就会出现下肢神经放射性疼痛。这种保护性紧张使得腰椎的运动功能受到了限制，而且长期的腰肌紧张，也会使得劳损积累，导致慢性腰肌劳损。

（4）间歇性跛行：是腰椎管狭窄的典型症状，许多腰椎间盘突出也经常伴有狭窄，髓核突出后在长距离行走时，椎管内受阻的椎静脉丛充血，加重了神经根的充血程度和脊髓血管的扩张，同时也加重了对神经根的压迫，而使得疼痛等症状反应更加明显，不得不每走一段时间就需要改变姿势休息一下。

3. 检查

（1）体格检查

①直腿抬高试验：患者仰卧位，检查者一手握住患侧踝部，另一手置于患侧膝关节上方，使膝关节伸直、抬高，患者感到下肢出现放射性疼痛或麻木，或原有的疼痛或麻木加重则为阳性。

②股神经牵拉试验：患者俯卧位，患者膝关节屈曲 90°，检查者上提患侧小腿，或极度屈曲膝关节，大腿前侧出现放射性疼痛为阳性。

（2）影像学检查

①X 线检查：单纯 X 线平片不能直接反映是否存在椎间盘突出，但 X 线片上有时可见椎间隙变窄、椎体边缘增生等退行性改变，是一种间接的提示，部分患者可以有脊柱偏斜、脊柱侧凸。

②CT 检查：可较清楚地显示椎间盘突出的部位、大小、形态和神经根、硬脊膜囊受压移位的情况，同时可显示椎板及黄韧带肥厚、小关节增生肥大、椎管及侧隐窝狭窄等情况，对本病有较大的诊断价值。

③MRI检查：可以全面地观察腰椎间盘。通过不同层面的矢状面影像及所累及椎间盘的横切位影像，清晰地显示椎间盘突出的形态及其与硬膜囊、神经根等周围组织的关系，另外可鉴别是否存在椎管内其他占位性病变。但对于突出的椎间盘是否钙化的显示不如CT检查。

（3）其他：电生理检查（肌电图、神经传导速度与诱发电位）可协助确定神经损害的范围及程度，观察治疗效果。实验室检查主要用于排除一些疾病，起到鉴别诊断作用。

4. 诊断

结合病史、查体和影像学检查结果可以诊断，但如仅有CT、MRI表现而无临床症状，则不应诊断本病。

5. 治疗

（1）皮捏疗法

①体位：患者取俯卧位，术者立于患者侧面。

②操作手法：摸，充分暴露施术部位，术者用指腹触摸腰部的竖脊肌、腰方肌、腹外斜肌、臀中肌、臀大肌、梨状肌、阔筋膜张肌以及腰骶部等表皮，对比两侧肌肉状况，明确病变部位以及疼痛部位。捏，术者拇指和食指指腹轻轻夹住患者的疼痛部位，将表皮轻轻提起，随之松开后再次重复以上操作，以患处局部微微发红为宜。走，走行方向依据具体补泻来选择。

③时间及疗程：皮捏疗法的频率依据具体补泻决定（补：60～90次/分，泻：90～120次/分），1次/天，6次/疗程。

（2）谢氏齐针疗法

①体位：患者取俯卧位，术者立于患者侧面。

②取穴：选取竖脊肌、腹外斜肌、臀中肌、臀大肌、梨状肌等痛点区域。

③针刺操作：充分暴露腧穴，严格消毒后，通常选取6针，依据病情选择合适持针手法，右手拇指、食指、中指同时用力，多针针刺腧穴，疾进疾出，重复上述步骤，直至覆盖整个患区。

④时间及疗程：隔日1次，3次/疗程。

（3）皮下针疗法

①体位：患者取俯卧位，术者立于患者头侧。

②取穴：选取腰骶部患肌、阿是穴、肾俞穴等；亦可以痛点为中点，运用叠瓦针法。

③针刺操作：充分暴露腧穴，严格消毒后，术者依据病情选择合适针数及持针手法，右手拇指、食指、中指同时用力，多针针刺腧穴，疾进疾出，重复上述步骤，直至覆盖整个患区，针刺后可以嘱咐患者缓慢活动腰部，如为叠瓦针则不宜活动。

④时间及疗程：1次/天，6天/疗程。

（4）诊疗思路：腰椎间盘突出症主要是因为腰椎间盘各部分压迫相邻脊神经根遭受刺激，从而产生腰部疼痛，一侧下肢或双下肢麻木、疼痛等临床症状。皮捏疗法除放松局部紧张肌肉，改善血运，促进血液循环外，还可以改善神经异常感觉；齐针刺激相关肌肉可重构微循环，缓解腰肌紧张感，减轻局部疼痛；皮下针可缓解神经根的充血程度和脊髓血管的扩张，减轻椎管内压力状态，改善神经受压后局部缺血和缺氧状态，从而减轻腰部疼痛、下肢麻木症状。

（5）注意事项

①腰椎间盘突出常累及臀部及下肢疼痛、麻木、感觉异常，施术时可连同臀部及下肢患肌一并处理。

②腰骶部针刺不宜过深、过重，操作时注意时刻观察患者情况。

③嘱患者结合运动，同时加强腰部、核心及下肢肌肉力量锻炼。

三、腰椎滑脱

腰椎滑脱指因椎体间骨性连接异常而发生的上位椎体相对于下位椎体表面部分或全部的滑移。因双侧椎弓崩裂发生滑移称为真性滑脱，无峡部裂而是椎间盘退行性或关节突骨关节退变松弛使关节突间关系改变失稳所致的滑脱称为假性滑脱。

1. 病因病机

（1）先天性滑脱：主要是由于腰椎的椎体在胚胎发育时，由于椎弓发育不良，导致椎弓发育异常，从而产生滑脱。此种类型多发生于儿童。

（2）创伤性滑脱：一般见于外伤，尤其见于青壮年，比如运动后或者是搬重物后，由于外伤引起椎弓峡部断裂或者缺失导致滑脱。

（3）腰椎峡部裂滑脱：又称为真性滑脱，一般是因为腰椎峡部的发育异常或者峡部断裂以后形成瘢痕，导致腰椎滑脱，多见于腰5椎体，少数见于腰4，多见于一些年轻的患者。

（4）退变性滑脱：临床中较常见，主要见于中老年人。由于腰椎的退变、韧带的松弛、骨质疏松等因素，导致上位椎体的稳定性丧失从而产生滑脱。

腰椎滑脱的病理特征主要是腰椎解剖结构破坏刺激或挤压神经，引起不同的临床症状。严重者可致椎间孔狭窄，压迫神经根，产生坐骨神经痛，并且可导致椎管矢径容量变小，黄韧带肥厚，关节突周围增厚及骨赘形成，可加重椎管狭窄，卡压硬脊膜及神经根。

2. 临床表现

（1）腰骶部疼痛，多表现为钝痛，极少数患者可发生严重的尾骨疼痛。疼痛可在劳累后出现，站立、弯腰时加重，卧床休息后减轻或消失。

（2）下肢放射痛和麻木。由于峡部断裂处的纤维结缔组织或增生骨痂可挤压坐骨神经根，滑脱时神经根受牵拉，直腿抬高试验多为阳性。

（3）间歇性跛行，提示神经受压或合并腰椎管狭窄。

（4）下肢乏力、鞍区麻木及大小便功能障碍等症状，多由于滑脱严重时，马尾神经受牵拉或受压迫所致。

（5）腰椎前凸增加、臀部后凸，滑脱较重的患者可能会出现腰部凹陷、腹部前凸，甚至躯干缩短、走路时出现躯干不稳定的晃动。

3. 检查

（1）体格检查：触诊确定患者的棘突之间是否存在明显的台阶感，视诊可观察到患者腰部有明显的凹陷小窝，患者可伴有屈膝行走或者是其他姿势异常。

（2）影像学检查

①X线平片：可明确腰椎滑脱及滑脱程度，侧位和双斜位X线可显示峡部缺损。

②多层螺旋薄层扫描、三维重建技术：能够立体、多角度任意展示峡部，

明显提高诊断的准确率，避免了漏诊和误诊，克服了患者因体位不正或脊柱弯曲带来的干扰，能清晰显示合并症，对腰椎滑脱原因的诊断，有重要的临床指导意义。

（3）电生理检查：大部分腰椎后滑脱患者会伴随一定程度的椎管狭窄情况，因此进行电生理检查会表现出肌电图的异常，进行皮层感觉诱发电位检查可以帮助确定神经的损伤情况。

4. *治疗*

（1）皮捏疗法

①体位：患者取俯卧位，术者立于患者侧面。

②操作手法：摸，充分暴露施术部位，术者用指腹触摸腰部的竖脊肌、膀胱经以及腰骶部等表皮，明确病变部位以及疼痛部位。捏，术者拇指和食指指腹轻轻夹住患者的疼痛部位，将表皮轻轻提起，随之松开后再次重复以上操作，以患处局部微微发红为宜。走，走行方向依据具体补泻来选择。

③时间及疗程：皮捏疗法的频率依据具体补泻决定（补：60～90次/分，泻：90～120次/分），1次/天，急性期3次/疗程，慢性期6次/疗程。

（2）谢氏齐针疗法

①体位：患者取俯卧位，术者立于患者侧面。

②取穴：在腰部可局部选取腰阳关穴、肾俞穴区，若双侧均有疼痛，也可选取手三里、后溪穴区。

③针刺操作：充分暴露腧穴，严格消毒后，通常选取6针，根据病情选择合适持针手法，右手拇指、食指、中指同时用力，多针针刺腧穴，疾进疾出，重复上述步骤，直至覆盖整个患区。

④时间及疗程：隔日1次，3次/疗程。

（3）皮下针疗法

①体位：患者取俯卧位，术者立于患者侧面。

②取穴：选取腰部阿是穴、肾俞、大肠俞等；也可以痛点为中心，用叠瓦针法在痛点区域施针。

③针刺操作：严格消毒后，对上述部位进行平刺，针刺后可以嘱咐患者缓慢活动腰部，如为叠瓦针则不宜活动。

④时间及疗程：留针 30 分钟，1 次 / 天，6 天 / 疗程。

（4）诊疗思路：腰椎滑脱一般会伴有腰椎部位的结构改变，容易使局部的神经和血管受到压迫，导致局部血液循环不畅。表现为腰骶部疼痛、肿胀、坐骨神经受累、间歇性跛行等症状。皮捏可以消除局部肿胀，促进淋巴回流，改善血运，促进血液循环；齐针疗法能够降低局部紧张的肌腱张力，同时也可以重构微循环，起到疏通经络和活血化瘀的功效，明显改善疼痛麻木等症状。皮下针治疗可以增强腰部肌肉力量，加强腰椎关节稳定能力，从而缓解腰椎部位出现的肿胀、疼痛、麻木、屈伸不利等症状，对于腰椎滑脱部位的神经压迫能够达到改善的效果。

（5）注意事项：嘱患者注意休息，避免过度劳累，特别是长时间弯腰、久坐、久站等不良姿势，以免加重病情。

四、膝骨性关节炎

膝骨性关节炎是一种以膝关节软骨变性、破坏和骨质增生为特征的慢性关节病，属中医学"骨痹""膝痹"范畴。主要改变是膝关节软骨面的退行性变和继发性的骨质增生。患者常表现为膝关节疼痛、活动不灵活。X 线显示关节间隙变窄，软骨下骨质致密，骨小梁断裂、硬化和囊性变，关节边缘唇样增生，后期可出现骨端变形，关节面凹凸不平，关节内软骨剥落，骨质碎裂进入关节，形成关节内游离体。

1. 病因病机

膝骨性关节炎是以膝关节软骨的变性、破坏及骨质增生为特征的慢性关节病，主要改变是膝关节软骨面退行性变和继发性骨质增生，导致关节处在力线异常状态，且受累关节血液循环较差，最终导致膝关节肿胀、积液，出现关节疼痛和僵硬、行走困难等症状。本病的发生可能与以下因素有关：

（1）肥胖：体重增加和膝骨性关节炎的发病成正比，肥胖者的体重下降则可以减少膝骨关节炎的发病。

（2）骨密度：当软骨下骨小梁变薄、变僵硬时，其承受压力的耐受性减少，因此，在骨质疏松者出现骨性关节炎的概率相应增加。

（3）外伤和力的承受：异常状态下的关节，如在髌骨切除术后关节处于不稳定状态时，关节承受肌力不平衡并加上局部压力，可能会出现软骨的退行性变。

（4）性别：雌激素对关节软骨有保护作用，围绝经期及绝经后，雌激素撤退，女性的发病率较男性更高。

2. 临床表现

起病缓慢，症状多在 40 岁以后出现，随年龄增长而发病者增多。本病关节痛的特点：多出现在负重关节，如膝、髋关节；疼痛与活动有关，在休息后疼痛可缓解，在关节静止久后再活动，局部出现短暂的僵硬感，持续时间一般不超过 30 分钟，活动后消失；病情严重者休息时仍存在关节疼痛和活动受限；受累关节往往伴有压痛、骨性肥大、骨性摩擦音，少数患者出现膝关节畸形。

3. 检查

（1）体格检查

①髌骨摩擦试验：当关节出现响声时为阳性，提示关节内有积液或者半月板损伤。

②单腿下蹲试验：如果出现疼痛症状，提示可能存在膝关节骨关节炎。

③关节活动度检查：患者需要保持平卧，检查者将患肢抬高，如果在 10° 以内为正常，超过 10° 提示存在关节活动度障碍。

（2）影像学检查

①X 线检查：在 X 线片上，受累关节按病情轻重而出现以下改变：关节间隙变狭；软骨下骨质硬化；关节缘有骨赘形成；软骨下骨质出现囊性变，有极少数患者出现穿凿样骨改变；骨变形包括股骨头呈扁平样改变和（或）关节半脱位。应该注意，临床上很多 X 线片具有上述变化者并无本病的临床症状。

②超声检查：主要表现为软骨变薄、软骨不平整、上下缘不光滑以及胫骨下端和股骨下端出现明显的隆起等症状。如果关节腔表现为滑膜增生或渗出等症状，将出现低回声区和无回声区，具有明显的血流信号。

③MRI 检查：可见软骨变薄甚至缺损，半月板出现损伤。患者滑膜的炎症会出现增生表现，关节间隙也会变窄、消失，甚至会出现骨质增生，以及游离体。

（3）实验室检查：本病无特异性的实验室检查，大部分患者红细胞沉降率正常，C 反应蛋白不增高，类风湿因子阴性。关节液呈黄色或草黄色，黏度正常，凝固试验正常，其白细胞含量低于 2×10^9/L，糖含量很少低于血糖水平的50%。

4. 诊断

采取 2018 年中华医学会骨科学分会关节外科国内专家组更新制定的标准[1]：

（1）近 1 个月内膝部反复的疼痛。

（2）负重位关节 X 线示膝关节的间隙变窄，软骨下骨硬化形成，关节边缘出现骨赘等。

（3）晨僵 ≤30 分钟。

（4）年龄 ≥50 岁。

（5）膝关节活动时有骨摩擦感（音）。

以上满足第 1 点，且满足 2、3、4、5 中任意两条，即可确诊膝关节骨性关节炎。

5. 治疗

（1）皮捏疗法

①体位：患者取仰卧位，术者立于患者患侧。

②操作手法：摸，充分暴露施术部位，术者用指腹触摸膝关节局部，对比两侧肌肉状况，明确病变部位以及疼痛部位。捏，术者拇指和食指指腹轻轻夹住患者的疼痛部位，将表皮轻轻提起，随之松开后再次重复以上操作，以患处局部微微发红为宜。走，走行方向依据具体补泻来选择。

③时间及疗程：皮捏疗法的频率依据具体补泻决定（补：60～90 次 / 分，泻：90～120 次 / 分），1 次 / 天，急性期 3 次 / 疗程，慢性期 6 次 / 疗程。

（2）谢氏齐针疗法

①体位：患者取仰卧位，术者立于患者患侧。

②取穴：选取膝关节处阿是穴区。

③针刺操作：充分暴露腧穴，严格消毒后，通常选取 6 针，依据病情选择合适持针手法，右手拇指、食指、中指同时用力，多针针刺腧穴，疾进疾出，重复上述步骤，直至覆盖整个患区，见图 3-5。

④时间及疗程：隔日 1 次，6 次 / 疗程。

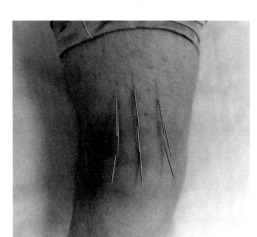

图3-5　膝骨性关节炎叠瓦针示意图

（3）皮下针疗法

①体位：患者取仰卧位，术者立于患者患侧。

②取穴：选取局部阿是穴、内外膝眼穴、梁丘穴、血海穴等；也可以痛点为中心，用叠瓦针法在患区覆盖施针。

③针刺操作：严格消毒后，对上述部位进行平刺，针刺后可以嘱咐患者站立缓慢行走，如为叠瓦针则不宜活动。

④时间及疗程：常规皮下针 1 天施针 1 次，若久留针则 2 天施针 1 次，6天 / 疗程。

（4）诊疗思路：膝骨性关节炎是一种缓慢渐进的病理过程，往往出现局部的关节肿胀、积液，血液循环差，关节机械性磨损，对合不良，关节不稳等。结合解剖学及病理表现，皮捏疗法可松解局部肌肉紧张状态，改善血运，促进血液循环；齐针疗法可松解疼痛导致的肌肉内部压力，同时也可以重构微循环，缓解膝关节疼痛和僵硬的症状；皮下针疗法解除肌力异常状态，松解被压迫的软组织结构，加强膝关节周围腿部肌肉力量，加强关节稳定能力，调整局部肌肉骨骼状态，调整节关节力线，从而减轻疼痛改善活动受限的症状。

（5）注意事项

①手法配合髌骨松动术一同使用，效果更佳。

②谢氏齐针手法慎用于糖尿病并发症所致的膝关节疼痛。

③嘱患者注意休息，避免长时间行走、站立；肥胖者应适当减轻体重；纠正不良步态。

五、类风湿关节炎

类风湿关节炎是一种病因未明的慢性、以炎性滑膜炎为主的系统性疾病。其特征是手、足小关节的多关节、对称性、侵袭性关节炎症，可以导致关节畸形及功能丧失，甚至伴有关节外器官受累。

1. 病因病机

类风湿关节炎（RA）的发病可能与遗传、感染、性激素等有关。类风湿关节炎的病理主要有滑膜衬里细胞增生、间质大量炎性细胞浸润，以及微血管的新生、血管翳的形成及软骨和骨组织的破坏等。

2. 临床表现

（1）好发人群：女性好发，发病率为男性的2～3倍。可发生于任何年龄，高发年龄为40～60岁。

（2）症状体征：可伴有体重减轻、低热及疲乏感等全身症状。

①晨僵：是类风湿关节炎患者常见的临床症状，表现为患者在晨起或长时间休息后，关节出现僵硬和活动受限的现象，症状通常在活动后逐渐缓解。

②关节受累的表现：关节受累呈对称性多关节炎（≥5个关节）。易受累的关节有手、足、腕、踝及颞颌关节等，其他还可有肘、肩、颈椎、髋、膝关节等；关节畸形主要表现为梭形肿胀、尺侧偏斜、天鹅颈样畸形、纽扣花样畸形等。足畸形常见为跖骨头向下半脱位引起的仰趾畸形、外翻畸形、跖趾关节半脱位、弯曲呈锤状趾及足外翻畸形；膝关节腔积液挤入关节后侧可形成腘窝囊肿（Baker囊肿）；颈椎受累（第2、第3颈椎多见）可有颈部疼痛、颈部无力及难以保持其正常位置。

③关节外表现：贫血是类风湿关节炎最常见的关节外表现，属于慢性疾病性贫血，常为轻至中度；其他关节外表现常见有发热、类风湿结节（见于肘

部、关节鹰嘴突、骶部等关节隆突部及经常受压处）、类风湿血管炎［主要累及小动脉的坏死性小动脉炎，可表现为指（趾）端坏死、皮肤溃疡、外周神经病变等］及淋巴结肿大等；心脏受累可有心包炎、心包积液、心外膜、心肌及瓣膜的结节、心肌炎、冠状动脉炎、主动脉炎、传导障碍等表现；呼吸系统受累可有胸膜炎、胸腔积液、肺动脉炎、间质性肺疾病、结节性肺病等；肾脏表现主要有原发性肾小球及肾小管间质性肾炎、肾脏淀粉样变和继发于药物治疗（金制剂、青霉胺及非甾体抗炎药）的肾损害；神经系统除周围神经受压的症状外，还可诱发神经疾病、脊髓病、外周神经病、继发于血管炎的缺血性神经病、肌肥大及药物引起的神经系统病变；消化系统可因类风湿关节炎血管炎、并发症或药物治疗所致。

④费尔蒂综合征：1% 的类风湿关节炎患者可有脾大、中性粒细胞减少（及血小板减少、红细胞计数减少），常有严重的关节病变、高滴度的类风湿因子及抗核抗体阳性，属于严重型。

⑤缓解性血清阴性、对称性滑膜炎伴凹陷性水肿综合征：男性多见，常于55 岁以后发病，呈急性发病，有对称性腕关节、屈肌腱鞘及手小关节的炎症，手背可有凹陷性水肿。晨僵时间长（0.5 ～ 1 天），但类风湿因子阴性，X 线多没有骨破坏。有 56% 的患者为 HLA-B7 阳性。治疗上对单用非甾体抗炎药药物反应差，小剂量糖皮质激素疗效显著。常于 1 年后自发缓解，预后好。

⑥成人斯蒂尔病：是以高热、关节炎、皮疹等的急性发作与缓解交替出现的一种少见型。因临床表现类似于全身起病型幼年类风湿关节炎而得名。部分患者经过数次发作转变为典型的类风湿关节炎。

⑦老年发病：常大于 65 岁起病，性别差异小，多呈急性发病，发展较快（部分以关节炎症为最初表现，几年后出现典型的类风湿关节炎表现）。以手足水肿、腕管和跗管综合征及多肌痛为突出表现，晨僵明显，60% ～ 70% 类风湿因子阳性，但滴度多较低。X 线以骨质疏松为主，很少侵袭性改变。患者常因心血管、感染及肾功能受损等合并症而死亡。选用非甾体抗炎药要慎重，可应用小剂量激素，对慢作用抗风湿药反应较好。

3. 检查

（1）体格检查：可发现受累关节处有肿胀、畸形、活动度下降的表现，部分患者可见皮下有类风湿结节。

（2）影像学检查

①X线检查：是类风湿关节炎的常用检查方法，关节X线片可见软组织肿胀、骨质疏松及病情进展后的关节面囊性变、侵袭性骨破坏、关节面模糊、关节间隙狭窄、关节融合及脱位等改变，了解关节的病变程度和进展情况。

②CT检查：有助于明确是否存在骨质破坏的情况，同时可以显示关节积液和软组织肿胀的。

③MRI检查：是检测早期类风湿关节炎关节病变最敏感的影像学手段，可以清晰显示关节软骨、滑膜、韧带和关节周围软组织改变，对发现类风湿关节炎患者的早期关节破坏有较大帮助。

④超声检查：关节超声是简易的无创性检查，对于滑膜炎、关节积液以及关节破坏有鉴别意义。

（3）实验室检查：一般检查有血、尿常规、红细胞沉降率、C-反应蛋白、生化（肝、肾功能）、免疫球蛋白、蛋白电泳、补体等。类风湿关节炎患者自身抗体的检出，是有别于其他炎性关节炎，如银屑病关节炎、反应性关节炎和骨关节炎的标志之一。目前临床常用的自身抗体包括类风湿因子（RF-IgM）、抗环状瓜氨酸（CCP）抗体、类风湿因子IgG及IgA、抗核周因子、抗角蛋白抗体，以及抗核抗体、抗ENA抗体等。此外，还包括抗RA33抗体、抗葡萄糖-6-磷酸异构酶（GPI）抗体，抗P68抗体等。

（4）特殊检查

①关节穿刺术：对于有关节腔积液的关节，关节液的检查包括关节液培养、类风湿因子检测、抗CCP抗体检测、抗核抗体等，偏振光检查可以检测到关节液中的晶体沉积、尿酸盐结晶、蛋白质聚集物等。

②关节镜及关节滑膜活检：对类风湿关节炎诊断及鉴别诊断具有重要价值，对于单关节难治性的类风湿关节炎有辅助的治疗作用。

4.诊断

参考美国风湿病学会（ACR）和欧洲抗风湿病联盟（EULAR）2009年的标准：

（1）必要条件：至少一个关节肿痛，并有滑膜炎的证据（临床或超声或磁共振成像）；在未分化关节炎中需要排除其他疾病引起的关节炎症状和体征。

（2）其他条件：①血清学，抗环瓜氨酸肽抗体（CCP）和类风湿因子（RF）；②受累关节的种类（小或大关节）和数量；③滑膜炎的病程；④急性血象反应，红细胞沉降率（ESR）和C反应蛋白（CRP）。

满足2项必要条件，并有常规典型放射学类风湿关节炎骨破坏的改变，可明确诊断。

5. *治疗*

（1）皮捏疗法

①体位：患者取仰卧位，术者立于患者患侧。

②操作手法：摸，充分暴露施术部位，术者用指腹触摸关节局部，明确病变部位以及疼痛部位。捏，术者拇指和食指指腹轻轻夹住患者的疼痛部位，将表皮轻轻提起，随之松开后再次重复以上操作，以患处局部微微发红为宜。走，走行方向依据具体补泻来选择。

③时间及疗程：皮捏疗法的频率依据具体补泻决定（补：60～90次/分，泻：90～120次/分），1次/天，6次/疗程。

（2）谢氏齐针疗法

①体位：患者取仰卧位，术者立于患者患侧。

②取穴：选取关节处阿是穴区。

③针刺操作：充分暴露腧穴，严格消毒后，通常选取6针，依据病情选择合适持针手法，右手拇指、食指、中指同时用力，多针针刺腧穴，疾进疾出，重复上述步骤，直至覆盖整个患区。

④时间及疗程：隔日1次，3次/疗程。

（3）皮下针疗法

①体位：患者取仰卧位，术者立于患者患侧。

②取穴：选取局部阿是穴区。

③针刺操作：严格消毒后，对上述部位进行平刺，针刺后可以嘱咐患者缓慢活动患部关节，见图3-6。

④时间及疗程：留针30分钟，1次/天，6天/疗程。

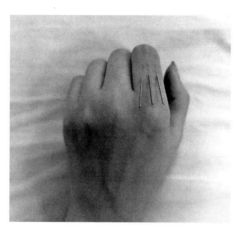

图3-6 类风湿关节炎手部皮下针示意图

（4）诊疗思路：类风湿关节炎是以炎性滑膜炎为主的慢性疾病，多出现手、足小关节的多关节、对称性、侵袭性关节炎症，常伴有关节外器官受累及血清类风湿因子阳性，可以导致关节畸形及功能丧失。皮捏疗法能够有效缓解肿胀，促进淋巴、血液循环，即刻减轻疼痛和活动障碍；齐针疗法在手指末端、足趾末端行多针聚刺，放出瘀血且加强感觉输入，减轻僵硬、麻木症状；皮下针疗法减轻局部压力，缓解疼痛，同时通过刺激"皮下高速流的动流体层"，激活免疫细胞，提高其免疫能力。

（5）注意事项

①嘱患者劳逸结合，多活动相关关节；加强营养，注意多进食高蛋白食品。

②嘱患者定期复查红细胞沉降率及C反应蛋白。

六、强直性脊柱炎

强直性脊柱炎，属风湿病范畴，病因尚不明确，是以脊柱为主要病变部位的慢性病，累及骶髂关节，引起脊柱强直和纤维化，造成不同程度眼、肺、肌肉、骨骼病变，是自身免疫性疾病。

1. 病因病机

强直性脊柱炎是一种免疫性疾病，早期病变侵犯骶髂关节，先出现滑膜炎、软骨变性，软骨下骨破坏及炎细胞浸润，继而炎性修复，新骨形成，关节间隙消失，引起脊柱强直和纤维化，导致骶髂关节疼痛、活动受限、关节畸形等。很可能在遗传因素的基础上受环境因素（包括感染）等多方面的影响而致病。遗传因素在强直性脊柱炎的发病中具有重要作用。一般认为和人白细胞抗原 B27（HLA-B27）有直接关系，HLA-B27 阳性者强直性脊柱炎发病率为 10%～20%，免疫因素也是其中一个病因，有人发现 60% 强直性脊柱炎患者血清补体增高，大部分病例有 IgA 型类湿因子，血清 C4 和 IgA 水平显著增高。创伤、内分泌、代谢障碍和变态反应等亦被疑为发病因素。

2. 临床表现

（1）初期症状：对于 16～25 岁青年，尤其是青年男性。强直性脊柱炎一般起病比较隐匿，早期可无任何临床症状，有些患者在早期可表现出轻度的全身症状，如乏力、消瘦、长期或间断低热、厌食、轻度贫血等。由于病情较轻，患者患者大多不能早期发现，致使病情延误，失去最佳治疗时机。

（2）关节病变表现：强直性脊柱炎患者多有关节病变，且绝大多数首先侵犯骶髂关节，以后上行发展至颈椎。少数患者先由颈椎或几个脊柱段同时受侵犯，也可侵犯周围关节，早期病变处关节有炎性疼痛，伴有关节周围肌肉痉挛，有僵硬感，晨起明显。也可表现为夜间疼，经活动或服止痛剂缓解。随着病情发展，关节疼痛减轻，而各脊柱段及关节活动受限和畸形，晚期整个脊柱和下肢变成僵硬的弓形，向前屈曲。

（3）关节外表现：大多出现在脊柱炎后，偶有骨骼肌肉症状之前数月或数年发生关节外症状。强直性脊柱炎可侵犯全身多个系统，并伴发多种疾病。

①心脏病变：以主动脉瓣病变较为常见。严重者因完全性房室传导阻滞而发生阿-斯综合征。当病变累及冠状动脉口时，可发生心绞痛。少数发生主动脉肌瘤、心包炎和心肌炎。

②眼部病变：常见前葡萄膜炎（虹膜炎），表现为眼痛、红肿、畏光和视力模糊等。

③肺部病变：少数强直性脊柱炎患者后期可并发上肺叶斑点状不规则的纤维化病变，表现为咳痰、气喘，甚至咯血，并可能伴有反复发作的肺炎或胸膜炎。

④神经系统病变：由于脊柱强直及骨质疏松，易使颈椎脱位和发生脊柱骨折，从而引起脊髓压迫症。

⑤肾脏病变：主要表现为肾淀粉样变性和 IgA 肾病。

⑥耳部病变：最常见的是中耳炎，患者可出现头脑胀痛，有时脓液从耳中流出，一定程度上影响听力。

⑦骨质疏松：随年龄和病程而增加合并骨质疏松症，尤其腰椎及股骨颈的骨密度呈严重降低；晚期病例股骨颈密度仍低，但因椎体周围软组织的骨化、矿化，使腰椎骨密度反而增高。

3. 检查

（1）体格检查：观察是否有脊柱的红肿。触诊和叩诊发现是否有脊椎和椎旁肌肉的压痛和触痛。检查和测量脊柱活动度。

（2）影像学检查

①X 线检查：对强直性脊柱炎的诊断有极为重要的意义。早期表现为骶髂关节的关节间隙变窄、硬化和侵蚀，晚期表现为完全融合。脊柱椎间隙狭窄、骨赘形成（"竹节样"脊柱）。

②CT 检查：对于临床怀疑而 X 线不能确诊者，可以行 CT 检查，它能清晰显示骶髂关节间隙，对于测定关节间隙有无增宽、狭窄、强直或部分强直有独到之处。

③MRI 和 SPECT 检查：骶髂关节拍片，有助于极早期诊断和治疗，从这个角度看明显优于普通 X 线，但费用昂贵，不提倡作为常规检查。

（3）实验室检查：白细胞计数正常或升高，淋巴细胞比例稍增加，少数患者有轻度贫血（正细胞低色素性），红细胞沉降率可增快，但与疾病活动的相关性不大，而 C 反应蛋白则较有意义。血清白蛋白减少，α_1 和 γ 球蛋白增加，血清免疫球蛋白 IgG、IgA 和 IgM 可增加，血清补体 C3 和 C4 常增加。约 50% 患者碱性磷酸酶升高，血清肌酸磷酸激酶也常升高。血清类风湿因子阴性。虽然 90% ～ 95% 以上强直性脊柱炎患者 HLA-B27 阳性，但一般不依靠 HLA-B27 来诊断强直性脊柱炎，HLA-B27 不做常规检查。

（4）肌电图检查：呈肌源性损害，表现为运动单位电位波幅减低，时程缩短，混入一部分多相波，安静时呈静息电位。

4. 诊断

参考美国风湿病学会修订的强直性脊柱炎纽约标准 [3]，符合以下影像学标准和 1 项及以上临床标准者即可诊断强直性脊柱炎。

（1）临床标准：腰椎冠状面或矢状面活动受限；腰痛、晨僵 ≥3 个月以上，活动后改善，休息时无改善；胸廓活动度低于相应年龄及性别的健康人。

（2）影像学标准：分Ⅳ级。Ⅰ级可疑变化；Ⅱ级轻度异常，可见局限性侵蚀改变，但无关节间隙改变；Ⅲ级明显异常，中度或进展性骶髂关节炎，伴有侵蚀改变、僵硬、关节间隙增宽或变窄中 1 项或以上改变的；Ⅳ级严重异常，完全性关节强直、活动不利。

5. *治疗*

（1）皮捏疗法

①体位：患者取俯卧位，术者立于患者侧面。

②操作手法：摸，充分暴露施术部位，术者用指腹触摸脊柱两旁、背部督脉及膀胱经、腰背部、骶部、骶髂部、髋关节部表皮，对比两侧肌肉状况，明确病变部位以及疼痛部位。捏，术者用右手的拇指和食指指腹轻轻夹住患者的疼痛部位及脊柱两旁，将表皮轻轻提起，随之松开后再次重复以上操作以患处局部微微发红为宜。走，走行方向依据具体补泻来选择。

③时间及疗程：治疗时长根据病变范围而定，频率依据具体补泻决定（补：60～90 次 / 分，泻：90～120 次 / 分），1 次 / 天，急性期 3 次 / 疗程，慢性期 6 次 / 疗程。

（2）谢氏齐针疗法

①体位：患者取俯卧位，术者立于患者侧面。

②取穴：选取阿是穴、夹脊穴、膀胱经穴区，见图 3-7。

③针刺操作：充分暴露腧穴，严格消毒后，通常选取 6 针，依据病情选择合适持针手法，右手拇指、食指、中指同时用力，多针针刺腧穴，疾进疾出，重复上述步骤，直至覆盖整个患区。

④时间及疗程：隔日 1 次，3 次 / 疗程。

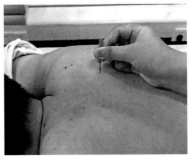

图3-7　强直性脊柱炎齐针示意图

（3）皮下针疗法

①体位：患者取俯卧位，术者立于患者侧面。

②取穴：选取脊椎两旁患肌、阿是穴、夹脊穴等；也可以痛点为中心，用叠瓦针法在患区覆盖施针。

③针刺操作：严格消毒后，对上述部位进行为平刺，留针后可以嘱咐患者站立缓慢行走，如为叠瓦针则不宜活动。

④时间及疗程：留针30分钟，1次/天，6天/疗程。

（4）诊疗思路：强直性脊柱炎是免疫性疾病，"林邑三联疗法"能够改善强直性脊柱炎导致的腰痛等症状，但不能改变其导致的骨性变化；皮捏疗法能够放松关节周围痉挛肌肉，促进淋巴、血液循环，从而减轻疼痛；齐针疗法在经筋结点行多针聚刺，能够提高疼痛阈值，降低患者疼痛感知力，并且有利于重构微循环，减轻僵硬症状，结合皮下针疗法增强肌肉力量，减轻局部压力，缓解疼痛，同时通过刺激"皮下高速流的动流体层"，激活免疫细胞，提高其免疫能力。

（5）注意事项

①"林邑三联疗法"能够改善强直性脊柱炎导致的腰痛等症状，但不能改变其导致的骨性变化。

②嘱患者保持弯腰、后伸等活动，可进行五禽戏、太极拳、拉伸、游泳等有氧运动，不宜进行高强度的锻炼。

七、骶髂关节炎

骶髂关节炎主要表现为骶髂关节处的炎症，可以导致腰部和臀部的疼痛，且有时会扩散到腿部。多数情况下，骶髂关节炎并非一种独立的疾病，而是由其他基础疾病所引起的。

1. 病因病机

骶髂关节炎往往出现关节磨损，纤维化，甚至发生粘连。也可并发滑膜炎，导致滑膜增生，肥厚，产生大量滑液，难以吸收，可能引起关节肿胀、疼痛及晨僵。

（1）原发性骶髂关节炎：关节软骨细胞活性低下，髋部肌肉等软组织支持力量减弱，软骨呈退行性变。往往受年龄、体质、遗传等因素影响。年龄越大，积累的损伤越多，老年人的关节软骨基质中黏多糖含量减少，纤维成分增加，软骨的韧性降低，易遭受损伤而产生退行性变。肥胖体型的人发病率较高。

（2）继发性骶髂关节炎：可产生生物力学的不平衡，使承重区范围缩小，承重区关节软骨承受压力增加导致关节软骨磨损引起骨性关节炎。扁平髋、股骨头骨骺滑脱、关节面不平整，机械性磨损，可引起骨性关节炎。髋关节某些疾病也会损害关节软骨，如化脓性髋关节炎、髋关节结核、血友病、神经性髋关节病等。

2. 临床表现

（1）疼痛：是该病的主要症状，也是导致功能障碍的主要原因。特点为隐匿发作、持续钝痛，多发生于活动以后，休息可以缓解。随着病情进展，关节活动可因疼痛而受限，甚至休息时也可发生疼痛。睡眠时因关节周围肌肉受损，对关节保护功能降低，不能和清醒时一样限制引起疼痛的活动，患者可能疼醒。

骶髂关节有广泛的神经支配，因此在临床上表现为多种疼痛形式，如下腰痛、臀区疼痛、大腿近端疼痛及腹股沟区疼痛。骶髂后韧带由 $S_{2\sim4}$ 支配，骶髂前韧带由 $L_2 \sim S_2$ 支配，骶髂关节韧带有致密的无髓神经纤维构成伤害感觉系统分布，遍及关节囊整个厚度。由于其神经支配的联系复杂，因此骶髂关节病变与下腰痛有密切关系。

（2）晨僵：一般提示滑膜炎的存在，但和类风湿关节炎不同，晨僵持续时间比较短暂，一般不超过 30 分钟。活动后即可逐渐缓解。

（3）其他症状：可出现关节挛缩、功能紊乱、静息痛、负重时疼痛加重。由于关节表面吻合性差、肌肉痉挛和收缩、关节囊收缩以及骨刺等引起机械性闭锁，可发生功能障碍。

3. 检查

（1）体格检查

① Piedallu 征：检查者站在患者后方，用双手拇指按压患者两侧后上棘，比较位置高低，如果发现其中一侧明显高于另一侧，请患者前屈腰部。如果前

屈时，原本较高的一侧后上棘仍然较高或出现位置改变，则为阳性。

②对抗性髋外展试验：如果同侧髋关节前方疼痛，则表明同侧髋关节疾病。如果对侧后方骶髂关节周围疼痛，则提示骶髂关节功能障碍介导的疼痛。

③骶髂关节扭转试验：患者俯卧，检查者用手指按压骶髂关节区域，出现明显的压痛，则为阳性。

④骨盆分离试验：患者仰卧，检查者用双手向外推压患者的骨盆两侧，骶髂关节区域出现疼痛，则为阳性。

⑤骨盆挤压试验：患者侧卧，检查者用双手挤压患者的骨盆两侧，骶髂关节区域出现疼痛，则为阳性。

⑥髋外旋外展试验（"4"字试验）：患者仰卧，检查者将患者的一侧腿屈曲、外展和外旋，使足踝放在对侧膝盖上，然后轻轻按压屈曲腿的膝盖，同时稳定对侧骨盆，如果骶髂关节区域出现疼痛，则为阳性。

⑦盖斯兰试验（Gaenslen 试验）：患者仰卧，一侧腿伸直，另一侧腿屈曲至胸部，检查者固定患者伸直的腿，并向下施加压力，如果伸直腿的骶髂关节处出现疼痛则为阳性。

（2）影像学检查

①X 线检查：早期变化，显示骶髂关节间隙的轻微变窄和不规则；中晚期变化，可见关节间隙进一步变窄、关节边缘硬化和骨赘（骨刺）形成，有时还可见骨质侵蚀和关节强直。

②CT 检查：对骶髂关节炎的诊断能力强于 X 线，可见到骨质被侵蚀，多呈虫蚀样改变。

③MRI 检查：可以明确脊髓神经根压迫程度，辨别肿瘤。

（3）实验室检查：原发性骶髂关节炎无特殊表现；化脓性骶髂关节炎：本病缺乏特异的实验室检查，半数患者白细胞轻度升高，40% ～ 60%患者血培养阴性，可进行骶髂关节活检或局部穿刺。

4. 治疗

（1）皮捏疗法

①体位：患者取俯卧位，术者立于患者侧面。

②操作手法：摸，充分暴露施术部位，术者指腹触摸骶髂关节、下腰部、

背部及臀部表皮，对比两侧肌肉状况，明确病变部位以及疼痛部位。捏，术者用右手的拇指和食指指腹轻轻夹住患者的疼痛部位，将表皮轻轻提起，随之松开后再次重复以上操作，以患处局部微微发红为宜。走，走行方向依据具体补泻来选择。

③时间及疗程：治疗时长根据病变范围而定，频率依据具体补泻决定（补：60～90次/分，泻：90～120次/分），1次/天，急性期3次/疗程，慢性期6次/疗程。

（2）谢氏齐针疗法

①体位：患者取俯卧位，术者立于患者侧面。

②取穴：选取腰骶部阿是穴、环跳穴区。

③针刺操作：充分暴露腧穴，严格消毒后，通常选取6针，依据病情选择合适持针手法，右手拇指、食指、中指同时用力，多针针刺腧穴，疾进疾出，重复上述步骤，直至覆盖整个患区。

④时间及疗程：隔日1次，3次/疗程。

（3）皮下针疗法

①体位：患者取俯卧位，术者立于患者侧面。

②取穴：选取骶髂关节稍外侧、其他腰背部及臀区阿是穴，环跳穴；也可以痛点为中心，用叠瓦针法在患区覆盖施针。

③针刺操作：严格消毒后，对上述部位进行平刺，留针后可以嘱咐患者站立缓慢行走，如为叠瓦针则不宜活动。

④时间及疗程：留针30分钟，1次/天，6天/疗程。

（4）诊疗思路：骶髂关节炎病因复杂，髋部肌肉等软组织支持力量减弱，软骨退行性变以及骶髂关节力学不平衡，使承重区关节软骨承受压力增加导致关节软骨磨损引起骨性关节炎。皮捏疗法可放松局部紧张肌肉，促进淋巴、血液循环，减轻肿胀，从而改善肌肉痉挛和收缩的症状；齐针疗法可减轻局部因肌肉紧张、力线不良导致的压力高张状态，同时通过重构微循环减轻晨僵的症状，再运用皮下针疗法增强髋部肌肉力量，加强骶髂关节稳定能力，调整局部肌肉骨骼状态，达到缓解疼痛的目的。

（5）注意事项：嘱患者注意休息，不要保持长时间固定姿势，减少久坐，锻炼骨盆附近肌肉及髋关节活动度锻炼，避免下肢关节运动时骶髂关节代偿髋关节活动度不足。

八、颞下颌关节紊乱

颞下颌关节紊乱综合征是口腔颌面部最常见的疾病，发病机制尚未完全明了。主要临床表现为关节区疼痛、运动时关节弹响、下颌运动障碍等。多数属关节功能失调，预后良好，但极少数病例也可发生器质性改变。

1. 病因病机

（1）精神因素：在颞下颌关节紊乱综合征的发生和加重过程中起到了非常重要的作用。

（2）创伤因素：很多患者有局部创伤史，如曾受外力撞击、突然咬硬物、张口过大（如打呵欠）等急性创伤；还有经常咀嚼硬食、夜间磨牙以及单侧咀嚼习惯等。这些因素可能引起关节挫伤或劳损，咀嚼肌群功能失调。

（3）咬合因素：咬合紊乱可以导致颞下颌关节紊乱综合征的发生或者加重。如咬合干扰、牙齿过度磨损、磨牙缺失过多、不良修复体、颌间距离过低等。咬合关系的紊乱，可破坏关节内部结构间功能的平衡，促使本症的发生。

通常，患者的患处关节周围软组织会有不同程度的粘连，变性，导致关节僵硬，病程较久者甚至出现颞下颌关节滑膜炎性增生，出现关节区酸胀疼痛，运动弹响，张口运动障碍等。

（4）全身及其他因素：系统性疾病，例如类风湿关节炎。此外，一些医源性因素，例如鼻咽癌的放射治疗，会导致咀嚼肌的结构和功能改变，也可以引起颞下颌关节紊乱综合征。

2. 临床表现

颞下颌关节紊乱综合征主要的临床表现有关节局部酸胀或疼痛、关节弹响和下颌运动障碍。疼痛部位可在关节区或关节周围；并可伴有轻重不等的压痛。关节酸胀或疼痛尤以咀嚼及张口时明显。弹响在张口活动时出现。响声可发生在下颌运动的不同阶段，可为清脆的单响声或碎裂的连响声。常见的运动阻碍为张口受限，张口时下颌偏斜，下颌左右侧运动受限等。此外，还可伴有颞部疼痛、头晕、耳鸣等症状。

3. 检查

（1）体格检查：主要表现为开口型偏斜或扭曲、关节弹响、开口和咀嚼运动时关节周围肌肉群的疼痛、下颌张口困难、头痛、头晕、耳鸣、耳闷、眼花、眼胀，以及吞咽困难、咀嚼肌酸胀不适。

（2）影像学检查

①X 线检查：关节薛氏位和髁状突经咽侧位 X 线平片可发现有关节间隙改变和骨质改变，如硬化、骨破坏和增生、囊样变等，对比开口和闭口两个不同状态时髁状突的位置，可以了解关节的运动状态。

②颞下颌关节三维 CT：可多角度观察颞下颌关节周围结构，较易发现关节盘移位、穿孔、关节盘附着的改变等变化。

③MRI 检查：通过高分辨率的 MRI 图像，可以判断关节盘和肌肉等软组织的情况，为诊断颞下颌关节紊乱病提供重要的信息。

4. 诊断

根据 2014 年国际牙科联合会发布的颞下颌关节紊乱综合征研究诊断标准（DC/TMD），颞下颌关节紊乱的临床诊断分为两大类，第Ⅰ类为疼痛性疾病，包括肌肉痛、关节痛和关节紊乱所致的头痛；第Ⅱ类为关节疾病，包括可复性关节盘移位、可复性关节盘移位伴绞锁、不可复性关节盘移位伴张口受限、不可复性关节盘移位不伴张口受限、退行性关节病和关节半脱位。以上均需要结合患者临床表现及影像学进行诊断。

5. 治疗

（1）皮捏疗法

①体位：患者取仰卧位，术者坐于患者近头侧。

②操作手法：充分暴露施术部位，术者用手指或指腹触摸咀嚼肌、颞下颌关节表皮、耳后及颈项部肌肉，对比两侧肌肉状况，明确病变部位以及疼痛部位。捏，术者用拇指和食指指腹轻轻夹住患者的疼痛部位，尤其是咀嚼肌周边，将表皮向向心端轻轻提起，随之松开后再次重复以上操作，以患处局部微微发红为宜。走，皮捏时应从疼痛中心向周围施术，自颞下颌关节各患肌由上而下走行。

③时间及疗程：治疗时长根据病变范围而定，频率依据具体补泻决定

（补：60～90次/分，泻：90～120次/分），1次/天，6次/疗程。

（2）谢氏齐针疗法

①体位：患者取仰卧位，术者立于患者近头侧。

②取穴：张口位定位髁突，选择双侧髁突后间隙处。

③针刺操作：严格消毒后，通常选取6针，依据病情选择合适持针手法，右手持多针，充分暴露髁突位置定位后，拇指、食指、中指同时用力，将针具浅刺入髁突体表投影位置，疾进疾出，重复上述步骤数次，直至覆盖整个患区。

④时间及疗程：隔日1次，3次/疗程。

（3）皮下针疗法

①体位：患者取仰卧位，术者坐于患者近头侧。

②取穴：局部选取咀嚼肌痛点区域。

③针刺操作：严格消毒后，对上述部位进行针刺，针刺方向为平刺，留针后嘱患者缓慢行张口运动。

④时间及疗程：留针30分钟，1次/天，6天/疗程。

（4）诊疗思路：颞下颌关节紊乱病因尚不明确，可能与咬合不良、局部外伤、免疫因素等相关，颞下颌关节出现单侧疼痛，一般双侧均要处理。皮捏疗法可促进血液循环，改善颞下颌关节局部肿胀，减退感觉异常情况；针对咀嚼肌群的紧张情况，使用齐针疗法刺激肌肉附着点位置，提高疼痛阈值，减低患者疼痛感知程度，且能降低肌肉的高张状态，从而缓解疼痛；皮下针疗法通过加强颞下颌关节肌肉力量，加强关节稳定能力，调整局部肌肉骨骼状态，缓解关节位置关系，以改善关节弹响和下颌运动障碍等问题。

（5）注意事项

①对于此病，使用"林邑三联疗法"配合手法调整效果更佳。

②颞下颌关节紊乱可引起头痛、耳鸣等症状，可一并处理颈项部及耳后肌肉紧张。

③避免吃硬的食物，放松心情。

（胡金鲁）

第四章　神经系统疾病

第一节　中枢神经相关疾病

一、头痛

头痛是临床常见的症状，通常将局限于头颅上半部，包括眉弓、耳轮上缘和枕外隆突连线以上部位的疼痛统称头痛。头痛病因繁多，神经痛、颅内感染、颅内占位病变、脑血管疾病、颅外头面部疾病，以及全身疾病如急性感染、中毒等均可导致头痛。常见于青年、中年和老年人群。

1. 病因病机

引起头痛的病因众多，大致可分为原发性和继发性两类。前者不能归因于某一确切病因，也可称为特发性头痛，常见的如偏头痛、紧张性头痛；后者病因可涉及各种颅内病变如脑血管疾病、颅内感染、颅脑外伤，全身性疾病如发热、内环境紊乱以及滥用精神活性药物等。

（1）感染：颅脑感染或身体其他系统急性感染引发的发热性疾病。常引发头痛的颅脑感染如脑膜炎、脑膜脑炎、脑炎、脑脓肿、颅内寄生虫感染（如囊虫、包虫）等，急性感染如流行性感冒、肺炎等疾病。

（2）血管病变：蛛网膜下腔出血、脑出血、脑血栓形成、脑梗死、高血压脑病、脑供血不足、脑血管畸形等。

（3）占位性病变：颅脑肿瘤、颅内转移癌、炎性脱髓鞘假瘤等引起颅内压增高引发的头痛。

（4）头面、颈部神经病变：头面部支配神经痛，如三叉神经、舌咽神经及枕神经痛；头面五官科疾患，如眼、耳、鼻和牙疾病所致的头痛；颈椎病及其他颈部疾病引发头颈部疼痛。

（5）全身系统性疾病：原发性高血压病、贫血、肺性脑病、中暑等引起头痛。

（6）颅脑外伤：如脑震荡、脑挫伤、硬膜下血肿、颅内血肿、脑外伤后遗症。

（7）毒物及药物中毒：如酒精、一氧化碳、有机磷、药物（如颠茄、水杨酸类）等中毒。

（8）内环境紊乱及精神因素：月经期及绝经期头痛；神经症躯体化障碍及癔症性头痛。

（9）其他：如偏头痛、丛集性头痛（组胺性头痛）、头痛型癫痫。

2. 临床表现

头痛程度有轻有重，疼痛时间有长有短。疼痛形式多种多样，常见胀痛、闷痛、撕裂样痛、电击样疼痛、针刺样痛，部分伴有血管搏动感及头部紧箍感，以及恶心、呕吐、头晕等症状。继发性头痛还可伴有其他系统性疾病症状或体征，如感染性疾病常伴有发热，血管病变常伴偏瘫、失语等神经功能缺损症状等。头痛依据程度产生不同危害，病情严重可使患者丧失生活和工作能力。

3. 检查

（1）体格检查：通过一般体格检查、头面部和神经系统检查，判断患者有无外伤等问题。借助瞳孔对光反射、眼球运动、视力视野、脑膜刺激征等，明确患者病因及疾病进展的程度。

（2）影像学检查

①CT检查：能够反映脑室、脑池、硬脑膜和颅骨毗邻的解剖关系，利于了解颅内占位性病变。同时CT扫描可清楚显示脑出血的出血量大小、出血部位、血肿形态、是否破入脑室以及是否存在占位效应等。

②MRI检查：磁共振成像的多平面成像使病变定位更准确，为目前临床颅内肿瘤诊断的金标准，也可以清晰显示早期颅内缺血性病变及血栓形成等。

③脑血管造影检查：清晰显示颅内血管情况，了解脑血管形态改变，病变血供、病变与血管的关系。

（3）实验室检查

①血常规检查：患者白细胞数，尤其是中性粒细胞比例增高提示有炎症的存在，多考虑感染的可能。

②脑脊液检查：患者脑脊液生化、细菌培养异常多提示颅内感染。

（4）神经电生理检查：脑电图对于癫痫性头痛的诊断具有决定性作用。

4. 诊断

在头痛的诊断过程中，应首先区分是原发性或是继发性。原发性头痛多为良性病程，继发性头痛则为器质性病变所致，任何原发性头痛的诊断应建立在排除继发性头痛的基础之上。头痛病因复杂，在头痛患者的病史采集中应重点询问头痛的起病方式、发作频率、发作时间、持续时间、头痛的部位、性质、疼痛程度，有无前驱症状，及有无明确的诱发因素、头痛加重和减轻的因素等。同时，为更好鉴别头痛病因及性质，还应全面了解患者年龄与性别、睡眠和职业状况、既往病史和伴随疾病、外伤史、服药史、中毒史和家族史等一般情况对头痛发病的影响。全面详尽的体格检查尤其是神经系统和头颅、五官的检查，有助于发现头痛的病变所在。适时恰当地选用神经影像学或腰穿脑脊液等辅助检查，能为颅内器质性病变提供诊断及鉴别诊断的依据。

5. 治疗

（1）皮捏疗法

①体位：患者取仰卧位，术者立于患者患侧面。

②操作手法：摸，充分暴露施术部位，术者指腹从前额往后枕方向触摸，边触诊边寻找头皮周围的筋膜结节点、压痛点等，明确病变部位以及疼痛部位。捏，术者拇指和食指指腹轻轻夹住患者的疼痛部位，以及督脉、手三阳经、足三阳经循行分布上的表皮，将表皮轻轻提起，随之松开后再次重复以上操作，以患处局部微微发红为宜。走，走行方向依据具体补泻来选择，见图4-1。

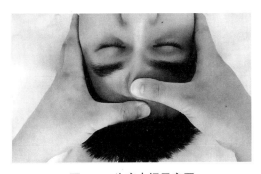

图4-1 头痛皮捏示意图

③时间及疗程：治疗时长根据病变范围而定，频率依据具体补泻决定（补：60～90 次 / 分，泻：90～120 次 / 分），1 次 / 天，急性期 3 次 / 疗程，慢性期 6 次 / 疗程。

（2）谢氏齐针疗法

①体位：患者取坐位或健侧卧位，术者立于患者前侧。

②取穴：可选取局部阿是穴及阳明经、少阳经、太阳经头面部穴位。

③针刺操作：充分暴露腧穴，严格消毒后，通常选取 6 针，依据病情选择合适持针手法，右手拇指、食指、中指同时用力，多针针刺腧穴，疾进疾出，重复上述步骤，直至覆盖整个患区。

④时间及疗程：时间及疗程：隔日 1 次，3 次 / 疗程。

（3）皮下针疗法

①体位：患者取坐位或健侧卧位，术者立于患者前侧。

②取穴：可选取局部阿是穴、阳明、少阳、太阳经头面部穴位等。

③针刺操作：严格消毒后，对上述部位进行平刺，针刺后可以嘱咐患者站立缓慢行走。

④时间及疗程：常规皮下针 1 天施针 1 次，若久留针则 2 天施针 1 次，6 天 / 疗程。

（4）诊疗思路：头痛病因繁多，除了治疗原发病，也可从与其相关的其他症状着手，如头痛通常导致头皮紧绷、肿胀，皮捏疗法可以通过放松头部紧张的肌肉，缓解头皮张力，也可促进局部循环从而缓解头皮肿胀，改善头部胀痛压力；齐针疗法则通过较大量刺激，提高痛阈，缓解疼痛；而通过皮下针疗法也可促进皮下液体流动，改善淋巴回流，提高局部代谢，抑制炎性反应，维持疗效。

（5）注意事项

①依据头痛部位辨别阳明、少阳、太阳、厥阴头痛，辨证选穴施治。

②对于多次治疗无效或逐渐加重者，要查明原因，尤其要排除颅内占位性病变。

③头痛患者在治疗期间，应禁烟酒，适当参加体育锻炼，避免过劳和精神刺激，做好头部保暖工作，注意休息。

二、眩晕

眩晕是因机体对空间定位障碍而产生的一种动性或位置性错觉，涉及多个学科。绝大多数人一生中均经历此症。据统计，眩晕症占内科门诊患者的 5%，占耳鼻咽喉科门诊的 15%。

1. 病因病机

眩晕是一种主观感觉，患者会感觉自身或周围环境在旋转、摇晃或倾斜。其病因和病机复杂多样，主要分为周围性眩晕和中枢性眩晕。周围性眩晕与内耳及前庭系统的疾病有关，包括良性阵发性位置性眩晕（耳石脱落进入半规管）、梅尼埃病（内耳膜迷路积液）、前庭神经炎（前庭神经病毒感染）和耳毒性药物（药物损害内耳）。中枢性眩晕涉及中枢神经系统疾病，如脑血管病（脑干、小脑血液供应障碍）、多发性硬化（髓鞘损伤）、颅内肿瘤（肿瘤压迫前庭神经核区）。其他引起眩晕的原因包括低血压和心律失常（脑供血不足）、贫血和低血糖（代谢异常），以及颈椎病（椎动脉供血不足）。

2. 临床表现

（1）周围性眩晕：由内耳迷路或前庭部分、前庭神经颅外段（在内听道内）病变引起的眩晕为周围性眩晕，包括急性迷路炎、梅尼埃病等。症状特点：①眩晕为剧烈旋转性，持续时间短，头位或体位改变可使眩晕加重明显。②眼球震颤：眼震与眩晕发作同时存在，多为水平性或水平加旋转性眼震。通常无垂直性眼震，振幅可以改变，数小时或数日后眼震可减退或消失，向健侧注视时眼震更明显。头位诱发眼震多为疲劳性，温度诱发眼震多见于半规管麻痹。③平衡障碍：多为旋转性或上下左右摇摆性运动感，站立不稳，自发倾倒，静态直立试验多向眼震慢相方向倾倒。④自主神经症状：如恶心、呕吐、出汗及面色苍白等。⑤常伴耳鸣、听觉障碍，而无脑功能损害。

（2）中枢性眩晕：是指前庭神经核、脑干、小脑和大脑颞叶病变引起的眩晕。症状特点：①眩晕程度相对较轻，持续时间长，为旋转性或向一侧运动感，闭目后可减轻，与头部或体位改变无关。②眼球震颤粗大，可以为单一的垂直眼震和（或）水平、旋转型，可以长期存在而强度不变。眼震方向和病灶侧别不一致，自发倾倒和静态直立试验倾倒方向不一致。③平衡障碍：表现为旋转性或向一侧运动感，站立不稳，多数眩晕和平衡障碍程度不一致；④自主神经症状不如周围性明显。⑤无半规管麻痹、听觉障碍等。⑥可伴脑功能损害，如脑神经损害、眼外肌麻痹、面舌瘫、延髓性麻痹、肢体瘫痪、高颅压等。

3. 检查

（1）体格检查

①耳科检查：外耳道检查、前庭功能检查、眼震电图、听力检查 VEP/BAEP 等。

②神经系统检查

a. 颅神经检查

视力和眼球运动：检查眼球运动是否正常，有无眼震；测试视力和视野。

面部感觉和运动：评估面部肌肉力量和感觉。

听力：进行听力测试，检查有无听力下降或耳鸣。

舌咽神经和迷走神经：评估吞咽和发音是否正常。

b. 前庭功能测试

头晕诱发试验（Dix-Hallpike 试验）：用于诊断良性阵发性位置性眩晕（BPPV），观察患者头部快速变换位置时是否出现眩晕和眼震。

动态视力测试：让患者快速左右转动头部，观察是否出现视物模糊或眩晕。

闭目直立试验（Romberg 试验）：患者双脚并拢站立，闭眼，观察有无摇晃或倾倒，评估前庭和小脑功能。

步态检查：观察患者行走时的姿势和稳定性，注意是否有步态不稳或偏斜。

c. 小脑功能测试

指鼻试验：让患者用手指触碰自己的鼻尖，然后触碰检查者的手指，观察动作是否协调。

快速交替动作试验：让患者快速交替拍打手背和手掌，评估小脑功能。

③内科其他疾患引起的眩晕检查：应尽可能做全面体检，如血压、脉搏的测试等。

（2）影像学检查

①CT检查：急性眩晕起病、迅速出现意识障碍、高度怀疑小脑出血的患者，首选CT检查。

②MRI检查：起病急骤、急性眩晕并出现头痛、急性眩晕并出现明显耳聋症状、单侧听力进行性下降，需要通过MRI检查明确病变原因。

③超声心动图：便于了解患者心脏的结构和功能有无异常。

④经颅彩色多普勒检查：便于脑部疾病的诊断。

（3）实验室检查：包括血常规、肝肾功能、血糖、血脂、电解质筛查等，必要时行甲状腺功能检查。

（4）其他检查：心电图检查，有提示晕厥或晕厥前状态的患者应进行动态心电图等监测，明确有无心血管疾病。

4.治疗

（1）皮捏疗法

①体位：患者取仰卧位，术者立于患者前侧。

②操作手法：摸，充分暴露施术部位，术者用指腹从前额往后枕方向触摸，边触诊边寻找头皮周围的筋膜结节点及眩晕处等。捏，术者拇指和食指指腹轻轻夹住患者的疼痛部位，以及督脉、手三阳经、足三阳经循行分布上的表皮，将表皮轻轻提起，随之松开，后再次重复以上操作，以患处局部微微发红为宜。走，走行方向依据具体补泻来选择。

③时间及疗程：治疗时长根据病变范围而定，频率依据具体补泻决定（补：60～90次/分，泻：90～120次/分），1次/天，急性期3次/疗程，慢性期6次/疗程。

（2）谢氏齐针疗法

①体位：患者取坐位或健侧卧位，术者立于患者前侧。

②取穴：局部选取天柱、大椎等穴区。

③针刺操作：充分暴露腧穴，严格消毒后，通常选取6针，依据病情选择合适持针手法，右手拇指、食指、中指同时用力，多针针刺腧穴，疾进疾出，重复上述步骤，直至覆盖整个患区。

④时间及疗程：隔日1次，3次/疗程。

（3）皮下针疗法

①体位：患者取坐位或健侧卧位，术者立于患者前侧。

②取穴：选取百会、风池穴等。

③针刺操作：严格消毒后，对上述部位进行平刺，针刺后可以站立缓慢行走。

④时间及疗程：常规皮下针 1 天施针 1 次，若久留针则 2 天施针 1 次，6 天 / 疗程。

（4）诊疗思路：眩晕病因复杂，跟全身各系统的疾病都可能相关，具体原因可能是前庭系统疾病、血液循环不畅、缺氧、低血糖导致脑神经能量匮乏。皮捏疗法可放松头皮紧张肌肉，改善局部血液循环状态，促进能量传递及氧气转运，从而改善缺氧环境；齐针疗法也是通过松解局部压力，增加供血，通过风池、百会等穴醒脑开窍、安神定志；皮下针疗法通过"皮下高速流体层"调控神经免疫，提高神经系统的兴奋性，改善昏沉症状。

（5）注意事项

①眩晕急重者，先治其标，可选皮捏疗法结合谢氏齐针治疗；眩晕较轻或发作间歇期，可以皮下针为主，留针时间可适当延长至 6 ～ 12 小时。

②治疗的同时加测血压，查血色素、红细胞计数及心电图、脑干诱发电位、眼震电图及颈椎 X 光片等。如需要还应做 CT、核磁共振检查，明确眩晕病因，排除脑卒中、颅内肿瘤等疾病。

③嘱患者眩晕发作时应闭目保持安静，避免噪声，清淡饮食。

三、三叉神经痛

三叉神经痛是最常见的脑神经疾病，以一侧面部三叉神经分布区内反复发作的阵发性剧烈痛为主要表现。特点：在头面部三叉神经分布区域内，发病骤发、骤停、闪电样、刀割样、烧灼样、顽固性、难以忍受的剧烈性疼痛。说话、洗脸、刷牙或微风拂面，甚至走路时都会导致阵发性的剧烈疼痛。疼痛历时数秒或数分钟，疼痛呈周期性发作，发作间歇期同正常人一样。

1. 病因病机

三叉神经痛是一种剧烈、短暂、反复发作的面部疼痛，常见于中老年女性。主要病因包括血管压迫（如小脑上动脉或小脑前下动脉压迫三叉神经根部导致脱髓鞘）、脑肿瘤（如脑膜瘤、听神经瘤压迫三叉神经）、多发性硬化（引起三叉神经脱髓鞘）、神经损伤（面部外伤、手术或感染）以及牙齿和口腔问题（感染、炎症或手术）。核心病机在于三叉神经的脱髓鞘，导致神经纤维之间异常电信号传导，引发神经病理性疼痛和异常放电。常见触发因素包括咀嚼、刷牙、说话、面部触摸、洗脸或冷风吹拂。

2. 临床表现

以中、老年患者为多。多在 40 岁以上发病，女性多于男性。疼痛发作时，右侧多于左侧，疼痛由面部、口腔或下颌的某一点开始扩散到三叉神经某一支或多支，以第二支、第三支发病最为常见，第一支者少见。其疼痛范围绝对不超越面部中线，亦不超过三叉神经分布区域。偶尔有双侧三叉神经痛者，占3%。痛如刀割、针刺、撕裂、烧灼，或电击样，剧烈难忍，甚至痛不欲生。

三叉神经痛的发作常无预兆，而疼痛发作一般有规律。每次疼痛发作时间由仅持续数秒到 1～2 分钟骤然停止。初期起病时发作次数较少，间歇期亦长，数分钟、数小时不等，随病情发展，发作逐渐频繁，间歇期逐渐缩短，疼痛亦逐渐加重而剧烈。夜晚疼痛发作减少。间歇期无任何不适。

说话、吃饭、洗脸、剃须、刷牙以及风吹等均可诱发疼痛发作。

存在扳机点，亦称"触发点"，常位于上唇、鼻翼、齿龈、口角、舌、眉等处，轻触或刺激扳机点可激发疼痛发作。

发作时常突然停止说话、进食等活动，疼痛侧面部可呈现痉挛，即"痛性痉挛"，皱眉咬牙、张口掩目，或用手掌用力揉搓颜面以致局部皮肤粗糙、增厚、眉毛脱落、结膜充血、流泪及流涎。表情呈精神紧张、焦虑状态。

3. 检查

（1）体格检查：无异常体征，少数有面部感觉减退。此类患者应进一步询问病史，尤其询问既往是否有高血压病史，进行全面的神经系统检查。

①颅神经检查

a. 视神经检查（Ⅱ）：检查患者的视力是否正常，有无视力减退。

b. 眼球运动检查（Ⅲ、Ⅳ、Ⅵ）：观察眼球运动是否正常，有无限制或眼震。

c. 三叉神经检查（Ⅴ）：感觉检查，评估三叉神经三个分支（眼、上颌、下颌）的感觉是否正常，用针刺或冷物轻触面部不同区域；咬肌检查，让患者紧闭牙齿，触摸咬肌和颞肌，检查有无肌肉力量减弱。

d.面神经检查（Ⅶ）：表情肌：让患者皱眉、闭眼、微笑等，检查面部表情肌的对称性和力量。

②其他神经系统检查

a.肢体检查

肌力和肌张力：评估四肢肌肉力量和肌张力是否正常。

反射：检查深腱反射和病理反射，排除其他神经系统疾病。

b.共济运动检查

指鼻试验：让患者用手指触碰自己的鼻尖，再触碰检查者的手指，评估协调性。

Romberg 试验：患者双脚并拢站立，闭眼，观察有无摇晃或倾倒。

（2）影像学检查

①CT 检查：可用于排除继发性三叉神经痛，如脑部肿瘤、血管畸形、多发性硬化症等，也可以发现颅底畸形血管。

②MRI 检查：可以清晰地显示出小脑小池内血管压迫三叉神经的情况，以及颅内是否有占位性病变压迫。

（3）神经电生理检查：肌电图评估三叉神经功能，有助于确定神经损伤的程度和部位。

（4）其他检查：必要时做腰穿、颅底和内听道摄片等检查，以与继发性三叉神经痛鉴别。

4.*治疗*

（1）皮捏疗法

①体位：患者取仰卧位，术者立于患者前侧。

②操作手法：摸，充分暴露施术部位，术者用指腹沿三叉神经走行方向触摸，边触诊边寻找面部周围的筋膜结节点、压痛点等，明确病变部位以及疼痛部位。捏，术者拇指和食指指腹轻轻夹住患者的疼痛部位，以及手三阳经、足三阳经循行分布上的表皮，将表皮轻轻提起，随之松开后再次重复以上操作，以患处局部微微发红为宜。走，走行方向依据具体补泻来选择。

③时间及疗程：治疗时长根据病变范围而定，频率依据具体补泻决定（补：60～90次/分，泻：90～120次/分），1次/天，急性期3次/疗程，慢性期6次/疗程。

（2）谢氏齐针疗法

①体位：患者取坐位或健侧卧位，术者立于患者前侧。

②取穴：局部选取四白、下关、地仓及阿是穴等穴区。

③针刺操作：充分暴露腧穴，严格消毒后，通常选取6针，采取排刺手法，右手拇指、食指、中指同时用力，多针针刺腧穴，疾进疾出，重复上述步骤，直至覆盖整个患区。

④时间及疗程：隔日1次，3次/疗程。

（3）皮下针疗法

①体位：患者取坐位或健侧卧位，术者立于患者前侧。

②取穴：四白、下关、地仓等穴。

③针刺操作：严格消毒后，对上述部位进行平刺，针刺后可以嘱咐患者缓慢地行旋转头部、咀嚼等动作。

④时间及疗程：常规皮下针1天施针1次，若久留针则2天施针1次，6天/疗程。

（4）诊疗思路：三叉神经痛的发病机制，目前认为有可能是三叉神经微血管压迫导致神经脱髓鞘及神经异常放电所致的神经痛。皮捏疗法沿着三叉神经走行放松紧张肌肉，可起到舒缓作用；齐针疗法多针聚刺三叉神经痛的触发点，一是松解局部的紧张组织，二是通过感觉输入刺激，打破神经异常放电的节律，提高疼痛阈值；皮下针则通过作用于"皮下高速流体层"，改善神经体液免疫，促进痛性介质的代谢，舒缓疼痛、维持疗效。

（5）注意事项

①急性期以皮捏疗法结合谢氏齐针疗法为主，慢性期以皮捏结合皮下针为主。

②充分鉴别局灶性粘连性蛛网膜炎、多发性硬化、蝶腭神经痛、延髓空洞症等相关性疾病。

③嘱患者洗脸、刷牙、修面、理发、吃饭等动作要轻柔，尽量避免刺激扳机点，饮食宜清淡，食物质软为佳。

四、偏瘫

偏瘫是指同一侧上下肢、面肌和舌肌下部的运动障碍，是急性脑血管病的常见症状，尤其脑卒中后常见。轻度偏瘫患者虽然尚能活动，但走起路来，往往上肢屈曲，下肢伸直，瘫痪的下肢走一步划半个圈，这种特殊的走路姿势，称偏瘫步态。严重者常卧床不起，丧失生活能力。按照偏瘫的程度，可分为轻瘫、不完全性瘫痪和全瘫。轻瘫：表现为肌力减弱，肌力在 4～5 级，一般不影响日常生活，不完全性瘫较轻瘫重，范围较大，肌力 2～4 级，全瘫：肌力 0～1 级，瘫痪肢体完全不能活动。

1. 病因病机

偏瘫是由多种因素引起的，主要包括脑血管疾病、脑部肿瘤、头部外伤、神经系统疾病以及其他因素。脑血管疾病如脑出血、脑梗死等会造成大脑中枢性运动神经元受损，导致偏瘫。脑部肿瘤的生长可能压迫周围神经组织，影响其功能，导致身体一侧瘫痪。头部严重外伤和神经系统疾病也可能损伤神经组织，引发偏瘫。其他因素如先天性畸形、代谢性疾病、药物或毒物中毒等也可能导致偏瘫的发生。

2. 临床表现

（1）轻偏瘫：在进行性偏瘫的早期，或一过性发作性偏瘫的发作间隙期，偏身肢体瘫痪或感觉异常表现轻微，如不仔细检查易于遗漏。

（2）弛缓性偏瘫：表现为一侧上下肢随意运动障碍伴有明显的肌张力低下，随意肌麻痹明显而不随意肌则可不出现麻痹，如胃肠运动、膀胱肌等均不发生障碍。

（3）痉挛性偏瘫：一般由弛缓性偏瘫发展而来，其特点是明显的肌张力增高。上肢的伸肌群及下肢的屈肌群瘫痪明显，肌张力显著增高，故上肢表现为屈曲，下肢伸直，手指呈屈曲状态，被动伸直手有僵硬抵抗感。

（4）意识障碍性偏瘫：表现为突然发生意识障碍，并伴有偏瘫，常有头及眼各一侧偏斜。

3. 检查

（1）体格检查：

①康复评定，肌力、肌张力、平衡功能、步态分析、日常生活能力评定、

布氏（Brunnstrom）分期、心理功能评估等。

②反射检查

深反射

a. 膝反射：患者坐在椅子上，双腿自然下垂，检查者用反射锤轻轻敲击髌骨下方的股四头肌肌腱。正常情况下会引起膝关节伸展。如果反射亢进，提示上运动神经元病变；如果减弱或消失，提示下运动神经元病变或周围神经病变。

b. 腱反射：患者膝关节微屈、踝关节自然放松，检查者用反射锤轻击跟腱。正常情况下会引起足部跖屈反应。反射亢进提示上运动神经元病变，减弱或消失提示下运动神经元病变或周围神经病变。

c. 肱二头肌反射：患者前臂自然下垂，检查者一手支撑患者前臂，拇指按在肱二头肌肌腱上，另一手用反射锤轻击拇指。正常情况下会引起前臂屈曲。反射亢进提示上运动神经元病变，减弱或消失提示下运动神经元病变或周围神经病变。

d. 肱三头肌反射：患者上臂放松并垂直悬挂，检查者用反射锤轻击肱三头肌肌腱（肘部后方）。正常情况下会引起前臂伸展。反射亢进提示上运动神经元病变，减弱或消失提示下运动神经元病变或周围神经病变。

浅反射

a. 腹壁反射：用钝器轻轻划过腹壁（上、中、下三个象限），观察腹肌收缩反应。正常情况下会引起局部腹肌收缩。反射减弱或消失提示相应节段的脊髓病变或上运动神经元病变。

b. 提睾反射：用钝器轻划大腿内侧上部，观察同侧睾丸上提反应。正常情况下会引起同侧睾丸上提。反射减弱或消失提示 $L_{1 \sim 2}$ 段脊髓或周围神经病变。

病理反射

a. 巴彬斯基征：用钝器轻划患者足底外侧缘至足趾基部，观察足趾反应。正常情况下足趾应当屈曲。阳性反应表现为踇趾背屈、其余足趾呈扇形展开，提示上运动神经元病变。

b. 霍夫曼征：检查者中指和拇指捏住患者中指末端，快速弹击中指指甲。

阳性反应表现为拇指和食指做出抓握动作，提示上运动神经元病变。

c. 查多克征：用钝器轻划患者外踝下方至足背外侧。阳性反应同巴彬斯基征，即踇趾背屈、其余足趾呈扇形展开，提示上运动神经元病变。

（2）影像学检查

①脑血管造影：检查脑部内外血管动脉是否有硬化、血管是否狭窄或是否有血管瘤，检测结果比较准确。

②CT 检查：判断患者是脑出血还是脑血栓引起的偏瘫，CT 检查是首选，但在脑梗死急性期检查结果会受影响。

③MRI 检查：通过密度的改变来观察是否有出血或者梗死形成。

（3）肌电图检查：对下肢、上肢的肌肉进行电刺激，根据检查结果来判断肌肉功能的情况，并且可以判断是否存在神经损伤的情况。

4. 诊断

结合临床表现和检查可确诊。

5. 治疗

（1）皮捏疗法

①体位：患者取仰卧位，术者立于患者患侧面。

②操作手法：摸，充分暴露施术部位，术者用指腹触患侧头皮、手掌侧及脚心侧表皮，明确病变部位以及麻木部位。捏，术者用右手的拇指和食指指腹轻轻夹住患者的感觉麻木部位患侧头皮、手掌侧及脚心侧表皮，将表皮轻轻提起，随之松开，后再次重复以上操作以患处局部微微发红为宜。走，走行方向依据具体补泻来选择。

③时间及疗程：治疗时长根据病变范围而定，频率依据具体补泻决定（补：60～90 次 / 分，泻：90～120 次 / 分），1 次 / 天，急性期 3 次 / 疗程，慢性期 6 次 / 疗程。

（2）谢氏齐针疗法

①体位：患者取俯卧位或仰卧位，术者立于患者患侧面。

②取穴：可选四肢感觉减退或肌力减退区域。

③针刺操作：充分暴露腧穴，严格消毒后，通常选取 6 针，采取聚刺手法，右手拇指、食指、中指同时用力，多针针刺腧穴，疾进疾出，重复上述步

骤，直至覆盖整个患区。

④时间及疗程：隔日 1 次，3 次 / 疗程。

（3）皮下针疗法

①体位：患者取俯卧位或仰卧位，术者立于患者患侧面。

②取穴：四肢关节各关键屈伸肌肌腱处；也可用叠瓦针法在患区覆盖施针。

③针刺操作：严格消毒后，对上述部位进行平刺，嘱咐患者缓慢运动或辅助其被动运动，如为叠瓦针则不宜活动。

④时间及疗程：常规皮下针 1 天施针 1 次，若久留针则 2 天施针 1 次，6天 / 疗程。

（4）诊疗思路：偏瘫患者的病症关键在于中枢神经损害，对局部肢体肌肉控制能力减轻或缺失。治疗关键在于激活神经功能，维持肢体肌力—肌张力平衡。皮捏疗法可以促进局部血运循环，放松痉挛的肌肉；也可以增加浅感觉传入，激活神经功能；齐针除了加强血液循环外，还能通过强刺激兴奋神经，激活神经通路，增强神经传导功能，提高神经对肌肉的支配能力；皮下针则通过作用于"皮下高速流体"，促进营养物质的转运，帮助神经功能重塑。

（5）注意事项

①每次取穴不宜过多，一般选用 1 ～ 2 个主穴，再选若干配穴，可轮替使用。

②注意患者血压、血糖状态是否保持在相对稳定状态，血压、血糖低于正常时，慎用谢氏齐针等强刺激手法，以免加重病情。

③嘱患者可进行感觉障碍侧热敷，注意温度避免烫伤，放松心情，缓解精神压力。

④齐针操作对于患者肌力减退则以刺激关节关键屈伸肌群肌腱部位为主。

五、睡眠障碍

睡眠障碍，主要临床表现为入睡困难、睡眠维持困难、早醒而引起的睡眠满意度下降。可由多种因素引起，常与躯体疾病有关，包括睡眠失调和异态睡眠。

1. 病因病机

睡眠障碍的病因可以分为非病理性原因和病理性原因。

（1）非病理性病因：①生活习惯，如睡前饮用含有咖啡因的饮料、剧烈运动、长时间使用电子产品等；②环境因素，如突然改变居住环境或进入新装修的房间；③药物因素，某些中枢兴奋药物或降压药可能影响睡眠；④年龄因素，随着年龄增长，褪黑素分泌减少，可能导致睡眠质量下降；⑤饮食因素，摄入过多含酪胺的食物可能影响睡眠。

（2）病理性病因：①精神疾病，如抑郁症、焦虑症、人格分裂症等疾病常伴随情绪问题，影响睡眠质量；②躯体性疾病，如内分泌失调、关节炎、心脏病、肝肺损伤等，可能通过影响身体的正常功能而引起睡眠障碍；③脑部器质性疾病，如脑肿瘤、脑卒中、脑外伤、阿尔茨海默病、帕金森病等，直接影响大脑功能，导致睡眠问题；④其他情况，如应激事件、酒精中毒、戒断反应等，都可能暂时性或长期性地影响睡眠。

睡眠障碍涉及多个层面，包括生理因素、心理因素和环境因素的相互作用。生理上，睡眠调节由大脑中的多个区域控制，包括脑干的睡眠中枢、下丘脑的昼夜节律中心以及大脑皮层的觉醒中心。心理社会因素，如压力、焦虑和抑郁，可以通过影响这些中枢的功能而干扰正常的睡眠模式。环境因素，如噪声和光照，也能直接影响睡眠的质量和持续时间。此外，遗传因素可能决定个体对睡眠障碍的易感性。

2. 临床表现

睡眠障碍的临床表现多样，患者可能经历一种或者多种症状，包括入睡困难、睡眠维持障碍、早醒、睡眠质量差、日间过度思睡、睡眠呼吸暂停综合征等，还有睡眠中的发作性异常，指在睡眠中出现一些异常行为，如梦游症、梦呓（说梦话）、夜惊（在睡眠中突然骚动、惊叫、心跳加快、呼吸急促、全身出汗、定向错乱或出现幻觉）、梦魇（做噩梦）、磨牙、不自主笑、肌肉或肢体不自主跳动等。这些发作性异常行为不是出现在整夜睡眠中，而多是发生在一定的睡眠时期。

3. 检查

（1）影像学检查：通过头颅CT、磁共振等影像学检查，可以了解患者有无脑部肿瘤、脑血管疾病等颅内器质性病变，排除大脑器质性病变，有助于诊断睡眠障碍。

（2）实验室检查：包括血常规、尿常规和血液生化检查等多项检查，内分泌障碍、肿瘤、糖尿病和心血管病等疾病可引发睡眠障碍，通过实验室检查，可了解到甲状腺功能、性激素水平、肿瘤标志物以及血糖等各项指标，该检查结果可排除其他器质性疾病。

（3）其他检查

①多导睡眠图检查：用于诊断睡眠呼吸暂停综合征、失眠、昼夜节律睡眠—觉醒障碍等疾病。

②睡眠呼吸监测：通过睡眠呼吸监测仪对睡眠时的呼吸状况进行监测，从而判断睡眠呼吸障碍的类型。

4. 诊断

结合临床表现和辅助检查排除器质性疾病导致的睡眠障碍。

5. 治疗

（1）皮捏疗法

①体位：患者取仰卧位，术者立于患者侧面。

②操作手法：摸，充分暴露施术部位，术者用指腹触患侧头皮，沿督脉、三焦经、胆经、膀胱经循行线操作。捏，术者用右手的拇指和食指指腹轻轻夹住患者的头皮，沿督脉、三焦经、胆经、膀胱经循行线从前向后操作，将表皮轻轻提起，随之松开后再次重复以上操作，以患处局部微微发红为宜。走，走行方向依据具体补泻来选择。

③时间及疗程：治疗时长根据病变范围而定，频率依据具体补泻决定（补：60～90次/分，泻：90～120次/分），1次/天，急性期3次/疗程，慢性期6次/疗程。

（2）谢氏齐针疗法

①体位：患者取坐位或仰卧位，术者立于患者侧面。

②取穴：可选百会穴、四神聪等穴区。

③针刺操作：充分暴露腧穴，严格消毒后，通常选取6针，依据病情选择合适持针手法，右手拇指、食指、中指同时用力，多针针刺腧穴，疾进疾出，

重复上述步骤，直至覆盖整个患区。

④时间及疗程：隔日1次，3次/疗程。

（3）皮下针疗法

①体位：患者取坐位或仰卧位，术者立于患者侧面。

②取穴：百会、神庭、本神（双侧）、四神聪等。

③针刺操作：严格消毒后，对上述部位进行平刺，针刺后可以嘱咐患者缓慢运动或辅助其被动运动。

④时间及疗程：常规皮下针1天施针1次，若久留针则2天施针1次，6天/疗程。

（4）诊疗思路：睡眠障碍与中枢神经兴奋节律紊乱有关，因此其治疗关键在于调节神经兴奋节律。皮捏疗法可以促进局部血运循环，放松局部肌肉，舒缓睡眠障碍者的情绪，齐针则通过兴奋交感与副交感神经，调节神经传导中抑制与兴奋的平衡，帮助重塑神经兴奋性的节律；皮下针可通过"皮下高速流体"，作用于神经体液免疫，起到调节代谢、维持平衡和稳态的作用，从而巩固疗效。

（5）注意事项

①可配合徒手冲击疗法、中药一起治疗，效果更佳。

②睡眠障碍的患者一般都会伴有情绪的不稳定，针刺时要多于话语鼓励，尽量保持心情愉悦，避免情绪过度焦虑。

③嘱患者规律作息：养成定点睡觉的习惯，避免长时间熬夜，以免加重睡眠障碍；调整睡眠环境，尽量保持睡眠环境安静、黑暗；睡前可以适当进行运动，消耗多余精力。

六、痉挛性截瘫

痉挛性截瘫一般指遗传性痉挛性截瘫，遗传性痉挛性截瘫（HSP）又称家族性痉挛性截瘫，是一组以双下肢进行性肌张力增高、肌无力和剪刀步态为特征的神经系统遗传变性病。有常染色体显性、隐性和X连锁隐性三种遗传方式。

1.病因病机

遗传性痉挛性截瘫是一组由多种基因突变引起的神经退行性疾病，主要特征是进行性下肢痉挛和无力。其病因包括多种基因突变，这些突变影响了轴突运输、脂质代谢和线粒体功能等细胞过程。HSP可以通过常染色体显性、常染色体隐性、X连锁和线粒体遗传等多种方式遗传。其病机主要涉及上运动神经元的渐进性退行性变，导致神经元的远端部分尤其是长轴突的退化和功能障碍。部分HSP类型还与髓鞘变性和线粒体功能障碍有关，进一步导致能量代谢障碍和神经信号传导异常。

2. 临床表现

（1）单纯型：仅有运动功能障碍，以双下肢进行性痉挛僵硬、步态异常为核心特点，还可能存在尿便障碍、深感觉障碍和弓形足等。

（2）复杂型：不仅具有上述特点，还可叠加其他神经系统或非神经系统异常症状，包括智力发育迟滞、构音障碍、吞咽障碍、癫痫发作、共济失调、周围神经病变、震颤、听觉障碍、白内障、视神经萎缩、色素性视网膜病变、皮肤病、胼胝体萎缩、脑白质病变和小脑萎缩等。

3. 检查

（1）体格检查

①步态分析：典型表现为痉挛性步态，患者行走时步伐僵硬，步幅减小。

②肌张力评估：下肢肌肉张力增高，表现为痉挛。

③肌力检查：下肢肌肉力量减弱，但上肢肌力通常正常。

④腱反射：膝反射和踝反射亢进。

⑤病理反射：Babinski征阳性，即足底划时踇趾向上翘。

⑥共济失调：某些类型的HSP患者可能表现出共济失调，影响协调性。

（2）影像学检查

①MRI：头颅MRI一般无异常，但某些病例可表现胼胝体发育不良，大脑、小脑萎缩。颈段或胸段脊髓MRI可显示脊髓萎缩。

②功能性影像学：功能性MRI（fMRI）和磁共振波谱（MRS）可以用于研究HSP患者的脑功能和代谢变化。

（3）其他检查

①肌电图：可发现失神经改变，但周围神经传导速度正常。

②诱发电位：下肢体感诱发电位显示后索神经纤维传导速度减慢。皮质运

动诱发电位显示皮质脊髓束传导速度显著下降。相比而言，上肢诱发电位却是正常的，或仅显示轻度的传导速度减慢。

③血清、脑脊液抗体阳性，脑脊液淋巴细胞轻度增多，血液或脑脊液淋巴细胞轻度增多，脑脊液蛋白含量轻度至中度增多。

4. 诊断

根据家族史、儿童期（少数 20 ～ 30 岁）发病，缓慢进行性双下肢痉挛性截瘫、剪刀步态，伴视神经萎缩、锥体外系症状、共济失调、肌萎缩、痴呆和皮肤病变等，中年时期的神经病学，脊髓受累，包括锥体束损伤引起的下肢瘫痪，部分伴有轻度感觉丧失或括约肌丧失。病情加重。影像学检查显示脊髓未受压迫。没有全身症状。

5. 治疗

（1）皮捏疗法

①体位：患者取俯卧位或仰卧位，术者立于患者患侧面。

②操作手法：摸，充分暴露施术部位，术者用指腹触患侧头皮、手掌侧及脚心侧表皮，明确病变部位。捏，术者用右手的拇指和食指指腹轻轻夹住患者的表皮，将表皮轻轻提起，随之松开后再次重复以上操作，以患处局部微微发红为宜。走，走行方向依据具体补泻来选择。

③时间及疗程：治疗时长根据病变范围而定，频率依据具体补泻决定（补：60 ～ 90 次 / 分，泻：90 ～ 120 次 / 分），1 次 / 天，急性期 3 次 / 疗程，慢性期 6 次 / 疗程。

（2）谢氏齐针疗法

①体位：患者取俯卧位或仰卧位，术者立于患者患侧面。

②取穴：可选足底、四肢关节感觉减退或张力过高区域。

③针刺操作：充分暴露腧穴，严格消毒后，通常选取 6 针，采取聚刺手法，右手拇指、食指、中指同时用力，多针针刺腧穴，疾进疾出，重复上述步骤，直至覆盖整个患区。

④时间及疗程：隔日 1 次，3 次 / 疗程。

（3）皮下针疗法

①体位：患者取俯卧位或仰卧位，术者立于患者患侧面。

②取穴：上肢选取：肩贞、曲池、外关、合谷等；下肢选取：伏兔、阳陵泉、足三里等；也可用叠瓦针法在患区覆盖施针。

③针刺操作：严格消毒后，对上述部位进行平刺，针刺后可以嘱咐患者缓慢运动或辅助其被动运动，如为叠瓦针则不宜活动。

④时间及疗程：常规皮下针 1 天施针 1 次，若久留针则 2 天施针 1 次，6 天 / 疗程。

（4）诊疗思路：遗传性痉挛性截瘫是一种比较少见的家族遗传性疾病。主要的病理改变是脊髓双侧皮质脊髓束轴突变性和或脱髓鞘。本治疗主要针对其运动功能的改变，皮捏疗法可以促进局部血运循环，放松痉挛的肌肉，也可以增加感觉传入，激活神经功能；齐针除了加强血液循环外，还能通过刺激兴奋拮抗肌，促进屈伸肌肉力量的平衡，缓解痉挛症状；皮下针则通过作用于"皮下高速流体"，促进营养物质的转运，加速神经功能重塑。

（5）注意事项

①每次取穴不宜过多，一般选用 1 ～ 2 个主穴，再选若干配穴，可轮换使用。

②注意患者血压、血糖状态是否保持在相对稳定状态，血压、血糖低于正常时，慎用谢氏齐针等强刺激手法，以免加重病情。

③嘱患者可进行感觉障碍侧热敷，注意温度避免烫伤，放松心情，缓解精神压力。

④齐针操作对于患者张力过高处则以刺激拮抗肌肌腹为主。

七、书写痉挛综合征

书写痉挛综合征，亦称原发性书写震颤，是一种职业性共济神经功能性疾病，症状以书写功能障碍为主。系长期用手做精细动作人员的职业病，好发于中青年。

1.病因病机

目前病因尚不明确，但较为公认的认识是本病属于神经功能性疾病。另外，也有学者认为本病属于锥体外系疾患，或是由于交感神经反射性障碍导致。其具体发病机制可能为肌张力亢进导致写字时手肌和腕部肌肉痉挛，或肌肉力弱，类似于麻痹的一种状态使肢体不能随意使用笔等。种种猜测，尚待进一步研究。

2. 临床表现

本病主要发生于20～50岁长期从事文字书写的工作者，部分患者有阳性家族史。多数起病隐袭、缓慢、渐进，首先感觉手指部易疲劳或腕部疼痛，随后可出现特有的书写痉挛，即患者在持笔时或开始写字时困难，这种痉挛现象主要发生在手指、腕部甚至整个上肢。此病最重要特点是书写时痉挛，但不写字时症状完全消失。肌力完全正常，有时只单用钢笔、小笔困难，用铅笔或大笔时完全正常。患者可以正常工作，不存在失用现象，但部分病例在检查时可见指间或腕部肌张力较高，腕关节被动旋前旋后时有齿轮感抵抗。根据患者的临床表现，书写痉挛在临床上常被分为三型。

（1）痉挛型（肌张力亢进型）：最常见的一种类型。写字时很快引起手肌腕部肌肉痉挛或交替收缩状态。

（2）麻痹型（无力型）：患者写字时有疲劳无力感，因肌肉力弱不能随意支配类似麻痹状态而不能使用笔，有时沿神经走行出现疼痛。

（3）震颤型（运动亢进型）：写字时可见手摇动性震颤，随着写字震颤逐渐增强，尤其是在精神紧张影响下更为显著。

3. 检查

（1）体格检查

①肌肉痉挛与张力：在书写活动中，检查者可以观察到患者手部肌肉不自主痉挛和异常的肌张力。患者可能会在尝试写字时表现出手指、手腕或前臂的异常姿势和运动。

②功能测试：通过要求患者进行书写、画图或其他精细手部动作，观察症状的出现和严重程度。典型表现为书写过程中手部动作变得笨拙、不协调，甚至无法完成任务。

（2）影像学检查

①脑部 MRI：通常不会显示书写痉挛综合症的特异性改变，但可以排除其他可能引起类似症状的脑部结构异常，如脑肿瘤或中风。

②功能性 MRI（fMRI）：用来研究大脑在书写活动中的功能变化。研究表

明，书写痉挛患者在书写时，大脑运动区和基底节的活动模式与正常人不同。

③ PET 扫描：可以帮助评估大脑的代谢活动，可能显示出书写痉挛患者在书写时某些脑区的代谢异常。

（3）实验室检查：血电解质、药物、微量元素及生化检查有鉴别意义。

4. 诊断

患者有手部震颤，导致书写困难，需用该（左或右）利手的熟练工作和使用工具时也可出现震颤，但程度较轻，体检发现不仅在书写而且手部保持这种姿势都有震颤，上肢尚有非特异性动作性震颤，幅度比书写震颤小；除外有肌张力障碍的临床证据或其他神经系统疾病的表现即可诊断。

5. 治疗

（1）皮捏疗法

①体位：患者取坐位，术者立于患者患侧面。

②操作手法：摸，充分暴露施术部位，术者用指腹触摸患者患侧手腕部肌肉，对比两侧肌肉状况，明确病变部位。捏，术者用右手的拇指和食指指腹轻轻夹住患者的肌肉病变部位，将表皮轻轻提起，随之松开后再次重复以上操作，以患处局部微微发红为宜。走，走行方向依据具体补泻来选择。

③时间及疗程：治疗时长根据病变范围而定，频率依据具体补泻决定（补：60～90 次 / 分，泻：90～120 次 / 分），1 次 / 天，急性期 3 次 / 疗程，慢性期 6 次 / 疗程。

（2）谢氏齐针疗法

①体位：患者取坐位，术者立于患者患侧面。

②取穴：选取局部震颤区。

③针刺操作：充分暴露腧穴，严格消毒后，通常选取 6 针，采取聚刺手法，右手拇指、食指、中指同时用力，多针针刺腧穴，疾进疾出，重复上述步骤，直至覆盖整个患区。

④时间及疗程：隔日 1 次，3 次 / 疗程。

（3）皮下针疗法

①体位：患者取坐位，术者立于患者患侧。

②取穴：选取病变肌肉肌腱的位置。

③针刺操作：严格消毒后，对上述部位进行平刺，针刺后嘱咐患者放松，正常活动患侧上肢。

④时间及疗程：常规皮下针1天施针1次，若久留针则2天施针1次，6天/疗程。

（4）诊疗思路：书写痉挛综合征可能是由于锥体外系反应改变或交感神经放射障碍导致的一种神经功能障碍，表现为手部及腕部主动肌和拮抗肌紊乱。皮捏疗法可以放松局部紧张的肌肉，还可以增强感觉神经的功能；齐针疗法则通过强刺激交感、副交感神经功能，纠正功能紊乱，也可改善局部的血运，激活局部肌肉，改善动作的协调性。皮下针则通过"高速流动流体"调节免疫，提高代谢促进营养物质的转运，为神经及肌肉的功能修复提供保障。

（5）注意事项

①书写痉挛综合征是一种综合疾患，包括肌张力亢进和无力等多种类型，应根据具体临床表现选择齐针及皮下针的位置。

②书写痉挛综合征主要临床表现为腕部和手部，必要时可将患者前臂、肘关节甚至上臂的肌肉同时处理。

八、动眼神经麻痹

动眼神经麻痹是由各种病变导致动眼神经及其支配组织功能丧失，出现以上睑下垂、眼球向外下斜视、眼球转动受限、复视及瞳孔散大为主要表现的一种综合征。该病发病率不高，但有多种病因可致，其中较为常见的为缺血、感染、非特异性炎症、外在压迫性病变等。动眼神经麻痹好发于50岁及以上人群，患者多存在血管性危险因素，呈急性起病，目前尚无明确诊疗策略，且该病可能有致命性的后果，目前临床治疗较为困难。

1. 病因病机

动眼神经麻痹的病因有多种，其中脑干病变较为常见。由于动眼神经核位于中脑，临近中线，脑桥侧视中枢发出纤维经内侧纵束至动眼神经核，因此中脑和桥脑损害均可导致动眼神经麻痹；同时若供应神经干或神经核的血管发生梗死，或受临近硬化或扩张的血管压迫，或脑干内出血，或兼有蛛网膜下腔出血，也会出现动眼神经麻痹。其他原因，如炎症环境（脑膜炎、脑炎、多发性神经炎、病毒感染等）、血管病变、肿瘤、外伤等，其相关区域病变引起动眼神经及其支配组织功能丧失。

2. 临床表现

根据动眼神经损伤的程度可以分为两类：

（1）完全性动眼神经麻痹：①完全性或不完全性上睑下垂；②眼球向外下斜视，不能向上、向内、向下转动；③如果动眼神经累及瞳孔，可能出现复视、瞳孔散大、光反射及调节反射均消失等症状。

（2）不完全动眼神经麻痹：患者眼内肌未受累，表现为瞳孔大小及反应正常，眼外肌不完全受累，出现以下一个或多个症状，如不完全上睑下垂，患眼部分性内、上、下方位运动不能，不完全性瞳孔散大及对光反射减弱等。

3. 检查

（1）眼科神经学检查：包括眼睑下垂、眼位外斜、瞳孔扩张、两眼协调性不佳等相关检查项目，视网膜、视乳头检查等。

（2）影像学检查

①CT 或 MRI：有助于判断是否存在颅内和眶内占位性和炎性疾病，有助于通过该检查观察各条眼外肌状况。

②超声检查：超声有助于检查脑血管狭窄和闭塞、判定病变范围和程度等。

（3）血管成像

①磁共振血管成像（MRA）：可以评估颅内动脉，帮助发现可能压迫动眼神经的动脉瘤或血管畸形。

②CT 血管成像（CTA）：评估颅内血管情况，对于发现动脉瘤和其他血管病变有重要作用。

③脑血管造影（DSA）：数字减影血管造影是最详细的血管成像检查，适用于高风险的动脉瘤评估和治疗计划。

（4）实验室检查：包括血糖测定、糖化血红蛋白检测、胰岛素自身抗体、胰岛细胞抗体等糖尿病相关抗体检查以及脑脊液检查等，有助于病因确定。

4. 诊断

本病目前暂无明确的诊断标准，主要根据动眼神经支配的眼外肌麻痹出现的眼位异常和瞳孔散大对光反应消失等进行初步判断，通过其他辅助检查判断动眼神经麻痹的位置，同时需排除眼肌病变。

5. 治疗

（1）皮捏疗法

①体位：患者取仰卧位，术者立于患者头侧。

②操作手法：摸，充分暴露施术部位，术者用指腹触摸患者患侧眼部周围皮肤，对比两侧情况，明确病变部位。捏，术者用右手的拇指和食指指腹轻轻夹住患者的眼部周围皮肤，将表皮轻轻提起，随之松开后再次重复以上操作，以患处局部微微发红为宜。走，走行方向依据具体补泻来选择。

③时间及疗程：治疗时长根据病变范围而定，频率依据具体补泻决定（补：60～90次/分，泻：90～120次/分），1次/天，急性期3次/疗程，慢性期6次/疗程。

（2）谢氏齐针疗法

①体位：患者取仰卧位，术者立于患者头侧。

②取穴：攒竹、丝竹空、鱼腰等穴区。

③针刺操作：充分暴露腧穴，严格消毒后，通常选取6针，依据病情选择合适持针手法，右手拇指、食指、中指同时用力，多针针刺腧穴，疾进疾出，重复上述步骤，直至覆盖整个患区。

④时间及疗程：隔日1次，3次/疗程。

（3）皮下针疗法

①体位：患者取仰卧位，术者立于患者头侧。

②取穴：选取眼部病变肌肉的位置区域。

③针刺操作：严格消毒后，对上述部位进行平刺，针刺后嘱咐患者放松，进行正常眨眼活动。

④时间及疗程：常规皮下针1天施针1次，若久留针则2天施针1次，6天/疗程。

（4）诊疗思路：动眼神经麻痹主要是由于多种原因导致动眼神经麻痹及其支配的组织功能丧失。皮捏疗法可以通过放松局部组织，不断地积累表皮处的外界刺激加强神经通路的传递，齐针则可对眼周肌肉进行机械刺激，增强功能反馈，也可改善局部的血液循环，调节氧供。同时皮下针可物理刺激皮下层，通过皮下高速流体层调节神经—体液免疫，提高神经系统兴奋性，促进神经功能重建。

（5）注意事项

①动眼神经麻痹系多种原因导致的一系列疾病，需根据具体病因在三联疗法的治疗基础上，可适当地调整齐针、皮下针的作用部位和留针时间。

②因本病主要为眼内外肌肉，针刺系一种有创操作，需非常熟悉解剖结构，注意进针角度和速度，避免损伤患者眼睛。

（邓加勤）

第二节　周围神经相关疾病

一、痉挛性斜颈

痉挛性斜颈指原发性颈部肌肉不随意收缩引起的头颈扭转和转动为表现的症候群，系肌张力障碍疾病中的一种，是由于颈部肌肉间断或持续地、不自主地收缩，导致头颈部扭曲、歪斜、姿势异常。一般在30～40岁发病。

1. 病因病机

痉挛性斜颈的确切病因尚不明确，但可能涉及以下因素：

（1）遗传因素：家族中有肌张力障碍病史可能增加患病风险。

（2）神经病理因素：基底节和脑干功能异常被认为是主要病理机制，影响了运动控制和肌肉张力的调节。

（3）外伤：颈部或头部的外伤可能诱发或加重症状。

（4）药物反应：某些药物（如抗精神病药）可能诱发肌张力障碍。

2. 临床表现

痉挛性斜颈有多种临床症状，基本的症状可以分为四型：旋转型、侧挛型、后仰型、前屈型。有的患者临床症状是多种类型的混合表现。患者常常伴有颈部和肩部的肌肉不自主收缩，导致疼痛和不适，部分患者有情绪低落甚至抑郁症状。一般而言症状在运动或情绪激动、焦虑时加重，安静时减轻，睡眠中消失。

3. 检查

（1）体格检查

①头部位置试验：在头部处于正中位时，头偏向一侧或左右旋转，如果出现颈部肌肉收缩，则为阳性。

②上视受限试验：将视线从下往上仰望，若颈部有明显不适感，则为阳性。

③手足震颤试验：双手平放于身体两侧，然后突然向上举起，若发现手部肌肉发生不自主的抖动，则为阳性。

（2）影像学检查

①头颈部 MRI：脑部 MRI，用于评估基底节、脑干和其他脑部结构是否存在异常。痉挛性斜颈通常不会在 MRI 上显示特异性改变，但可以排除脑部肿瘤、梗塞或脱髓鞘病变等；颈部 MRI，评估颈椎结构和软组织，排除椎间盘突出、脊髓压迫或其他颈椎病变。

②头颈部 CT：辅助评估颅骨和颈椎骨的结构异常，如骨折、肿瘤或骨质增生。

（3）肌电图检查：可以明确判断是否是由神经根受压导致的局部异常放电引起的症状，也可以辅助判断出病情的发展程度。

4. 诊断

根据病史、体检发现颈部有痉挛的肌肉群、肌电图检查可以诊断本病。需与先天性肌性斜颈、寰枢椎半脱位相鉴别。

（1）先天性肌性斜颈：是胎儿在出生过程中甚至在出生前胸锁乳突肌受伤、出血，随后受伤的胸锁乳突肌渐渐出现瘢痕挛缩，导致头颈部偏斜。一般在婴儿开始坐立前就能发现症状。

（2）寰枢椎半脱位：根据病史、体检及肌电图检查，与痉挛性斜颈不难鉴别。

5. 治疗

（1）皮捏疗法

①体位：患者取健侧卧位，术者立于患者患侧面。

　　②操作手法：摸，充分暴露施术部位，术者用指腹沿督脉、手足太阳经、足少阳经走行方向触摸，边触诊边寻找面部及颈部周围的筋膜结节点、压痛点等，明确病变部位以及疼痛部位。捏，术者一侧拇指和食指指腹轻轻夹住患者的疼痛部位，以及督脉、手足太阳经、足少阳经循行分布上的表皮，将表皮轻轻提起，随之松开后再次重复以上操作，以患处局部微微发红为宜。走，走行方向依据具体补泻来选择。

　　③时间及疗程：治疗时长根据病变范围而定，频率依据具体补泻决定（补：60～90次/分，泻：90～120次/分），1次/天，急性期3次/疗程，慢性期6次/疗程。

　　（2）谢氏齐针疗法

　　①体位：患者取坐位或健侧卧位，术者立于患者患侧面。

　　②取穴：局部选取天柱穴、大椎穴等穴区，急性期避开疼痛处区域。

　　③针刺操作：充分暴露腧穴，严格消毒后，通常选取6针，采用聚刺手法，右手拇指、食指、中指同时用力，多针针刺腧穴，疾进疾出，重复上述步骤，直至覆盖整个患区。

　　④时间及疗程：隔日1次，3次/疗程。

　　（3）皮下针疗法

　　①体位：患者取坐位，术者立于患者患侧面。

　　②取穴：天柱穴、阿是穴、大椎穴等；也可用叠瓦针法在患区覆盖施针。

　　③针刺操作：严格消毒后，对上述部位进行平刺，嘱咐患者缓慢地行头部旋转、俯仰等动作，如为叠瓦针则不宜活动。

　　④时间及疗程：常规皮下针1天施针1次，若久留针则2天施针1次，6天/疗程。

　　（4）诊疗思路：痉挛性斜颈病因尚不明确，其本质在于颈部肌肉张力异常，因此治疗重心在于放松颈部肌肉，降低局部肌张力。采用皮捏疗法可以加速颈部肌肉血液循环，放松颈部肌肉；齐针通过释放紧张肌肉压力，调节张力平衡；皮下针疗法留针可持续性给予刺激，减轻肌肉内部压力，调节肌肉整体的运动状态。

（5）注意事项

①本操作适合减轻颈肩部位的疼痛，对于活动受限明显患者应结合关节松动术等治疗。

②操作时应充分考虑颈肩部肌肉的整体性，需要对颈肩部同时进行处理。

二、臂丛神经损伤

臂丛神经损伤是指由 $C_{5\sim8}$ 和 T_1 神经根前支组成的臂丛神经的损伤，导致上肢的感觉、运动和反射功能障碍。

1. 病因病机

臂丛神经损伤的病因包括外伤（如交通事故、运动损伤）、分娩损伤、手术并发症、肿瘤（如肺尖肿瘤）和炎症性疾病（如神经炎）。病理机制涉及神经纤维拉伤或撕裂、神经压迫、神经炎症和神经再生障碍，造成神经传导功能的破坏和缺血缺氧。

2. 临床表现

臂丛神经损伤的临床表现与损伤的部位和范围有关，主要表现为相应支配区的感觉和运动功能障碍。

（1）上臂丛神经损伤：表现为肩外展和屈肘功能障碍，而手部的活动正常，可伴有上肢桡侧感觉障碍。

（2）中臂丛神经损伤：表现为前臂、手和腕部伸展受限，出现腕下垂，前臂的后面可有感觉障碍。

（3）下臂丛神经损伤：出现"爪形手"，上肢内侧可有感觉障碍。

（4）全臂丛神经损伤：上肢完全瘫痪或活动受限，腱反射均减弱或消失，可伴有明确感觉障碍。病情较轻的患者，上述症状可为暂时性的；较重的患者上述症状可为持续性，但上肢功能仍存在；病情严重，神经根自脊髓发出处断裂的患者上述症状严重，上肢功能完全丧失。

3. 检查

（1）体格检查：患肢的感觉运动功能出现障碍，并可伴有肌肉萎缩、关节活动受限等表现。

（2）反射检查

①肱二头肌反射：患者前臂自然下垂，检查者一手支撑患者前臂，拇指按在肱二头肌肌腱上，另一手用反射锤轻击拇指。正常情况下会引起前臂屈曲，表明 $C_{5\sim6}$ 脊神经根支配的反射弧通路正常。异常的反射可能提示神经损伤。

②桡骨膜反射：患者前臂处于半屈半旋前位，医生用叩诊锤轻轻敲击桡骨茎突。正常情况为引起前臂旋前、屈肘。桡骨膜反射主要由 $C_{6\sim8}$ 脊神经根支配，表示该神经通路是正常的。异常的反射可能暗示神经损伤。

（3）影像学检查

①X 线检查：用于评估颈椎和胸椎的结构，排除椎间盘突出、骨折或骨质增生等潜在问题。

②磁共振成像（MRI）：可显示软组织和神经结构的详细情况，有助于评估臂丛神经及其周围组织的损伤情况，排除肿瘤或其他结构性病变。

③CT 扫描：排除骨折或骨质增生。

（4）神经电生理检查：神经传导速度（NCS）和肌电图（EMG）可以评估神经和肌肉的功能状态，有助于确定神经损伤的程度和范围。

4. *治疗*

（1）皮捏疗法

①体位：患者取坐位，术者立于患者患侧面。

②操作手法：摸，充分暴露施术部位，术者用指腹沿臂丛神经走行方向触摸，边触诊边寻找局部麻木、压痛点等，明确病变部位以及疼痛部位。捏，术者一侧拇指和食指指腹轻轻夹住患者的疼痛部位、将表皮轻轻提起，随之松开后再次重复以上操作，以患处局部微微发红为宜。走，走行方向依据具体补泻来选择。

③时间及疗程：治疗时长根据病变范围而定，频率依据具体补泻决定（补：60～90 次 / 分，泻：90～120 次 / 分），1 次 / 天，急性期 3 次 / 疗程，慢性期 6 次 / 疗程。

（2）谢氏齐针疗法

①体位：患者取坐位，术者立于患者患侧面。

②取穴：局部选取颈夹脊、肩髃等穴区，急性期避开疼痛区域。

③针刺操作：充分暴露腧穴，严格消毒后，通常选取 6 针，依据病情选择合适持针手法，右手拇指、食指、中指同时用力，多针针刺腧穴，疾进疾出，重复上述步骤，直至覆盖整个患区。

④时间及疗程：隔日 1 次，3 次 / 疗程。

（3）皮下针疗法

①体位：患者取坐位，术者立于患者患侧面。

②取穴：肩髃、曲池、外关穴等；也可用叠瓦针法在患区覆盖施针。

③针刺操作：严格消毒后，对上述部位进行平刺，嘱咐患者双侧上肢缓慢轮替进行内旋、外旋等动作，如为叠瓦针则不宜活动。

④时间及疗程：常规皮下针 1 天施针 1 次，若久留针则 2 天施针 1 次，6 天 / 疗程。

（4）诊疗思路：臂丛神经受损后发生神经根的炎症反应，水肿，出血等，进一步影响神经根的功能。采用皮捏疗法可以促进淋巴、血液回流，消肿止痛；齐针疗法可以促进局部压力释放，减轻水肿，改善局部循环，促进神经再生修复，从而改善麻木疼痛，减轻活动受限，还能给予局部肌肉多重刺激，加强肌肉力量；皮下针可起到持续减轻局部压力，缓解疼痛、促进血液循环等作用。

（5）注意事项

①治疗前明确臂丛神经损伤的部位和程度，皮下针治疗时，选择合适的穴位和刺激强度，避免过度刺激导致疼痛或不适；齐针治疗时，避免在神经和血管处进行提插刺激。

②在三联疗法治疗基础上，可以继续康复训练，增强肌力，防止肌肉萎缩、感觉下降、关节挛缩等症状的加重，进而改善运动功能。同时加强活动肩、肘、腕、掌指等关节活动，练习上举、抓握等动作，逐渐提高各关节的活动度。

三、腓总神经麻痹

腓总神经麻痹是指由腓总神经损伤而引起腓骨肌及胫骨肌群的瘫痪和萎缩而导致的一系列症状。临床特点主要是足和足趾不能背屈，足下垂，行走时呈跨阈步态，足背皮肤感觉减退或缺失。

1. 病因病机

由于腓总神经特殊的解剖学特点，易受各种因素的压迫而损伤，如腘窝囊肿、外侧半月板囊肿及腓骨上段的囊肿或局部骨痂；膝关节的急剧屈曲或长时间的过度屈曲造成股二头肌肌腱处于紧张状态，腓肠肌收缩，腓骨长肌纤维挤压、摩擦发生水肿而卡压；腓骨小头处骨折；医源性损伤，如石膏、小夹板固定不当，骨牵引时肢体的位置以及胫腓骨的高位截骨等。此外，部分女性穿高跟鞋经长时间站立后出现孤立性踇趾不能背伸，可能与长时间踝关节跖屈，腓总神经以腓骨颈为支点受到牵拉损伤从而导致踇长伸肌受累有关。

2. 临床表现

腓总神经麻痹常突然起病，患肢的足部下垂，并转向内侧。因足背不能上抬，所以行走时患者必须把大腿抬得很高，使足跟也提高，但行走时足尖仍往往在地面上拖曳，称为"跨阈步态"。远看时，患肢行走姿势犹如鸡啄米状。小腿外侧下 2/3 和足背外侧一半的感觉减弱或消失。如病程时间长，小腿外侧肌肉可萎缩。

3. 检查

（1）体格检查：先观察患者的小腿前外侧是否有足下垂等症状，再用手指按压腓骨头上方部位，如果患者出现疼痛、麻木等症状，则可能是腓总神经损伤。

（2）影像学检查：超声检查能确切显示腓总神经，能为临床诊治提供影像学资料，可为手术治疗方案提供参考依据。

（3）电生理检查：患侧腓总神经传导速度减慢，波幅下降，F 波或 H 反射潜伏期延长；SEP 潜伏期延长，波幅下降，波间期延长；腓总神经支配肌肉的肌电图检查多为失神经电位。

4. 治疗

（1）皮捏疗法

①体位：患者取坐位，术者立于患者患侧。

②操作手法：摸，充分暴露施术部位，术者用双侧拇、食指指腹沿腓总神经走行方向触摸，边触诊边寻找患区周围的筋膜结节点、压痛点等，明确病

变部位以及疼痛部位。捏，术者一侧拇指和食指指腹轻轻夹住患者的疼痛部位，以及足阳明经循行分布上的表皮，将表皮往向心端轻轻提起，随之松开后再次重复以上操作，以患处局部微微发红为宜。走，走行方向依据具体补泻来选择。

③时间及疗程：治疗时长根据病变范围而定，频率依据具体补泻决定（补：60～90次/分，泻：90～120次/分），1次/天，6次/疗程。

（2）谢氏齐针疗法

①体位：患者取坐位或健侧卧位，术者立于患者患侧面。

②取穴：局部选取三阴交、足三里、条口、阳陵泉等穴区，急性期避开疼痛处进行刺激。

③针刺操作：充分暴露腧穴，严格消毒后，通常选取6针，依据病情选择合适持针手法，右手拇指、食指、中指同时用力，将多针直刺入腧穴后快速拔出，疾进疾出，重复上述步骤，直至覆盖整个患区。

④时间及疗程：隔日1次，3次/疗程。

（3）皮下针疗法

①体位：患者取坐位，术者立于患者前侧。

②取穴：三阴交穴、足三里穴、条口穴、阳陵泉穴，也可以痛点为中心，用叠瓦针法在患区覆盖施针。

③针刺操作：严格消毒后，对上述部位进行平刺，针刺后可以嘱咐患者站立缓慢行走，如为叠瓦针则不宜活动。

④时间及疗程：常规皮下针1天施针1次，若久留针则2天施针1次，6天/疗程。

（4）诊疗思路：腓总神经麻痹是因为神经受到挤压而导致的神经组织损伤，所以治疗的关键在于松解神经卡压，皮捏疗法可以促进局部血运及淋巴循环，放松局部肌肉；齐针除了加强血液循环，还能刺激肌肉力量恢复，改善运动功能；皮下针可持续作用，释放局部压力，解除卡压。

（5）注意事项

①在三联疗法的基础上配合康复治疗效果更佳，在医生指导下进行膝关节及踝关节主动、被动活动，矫正步态、体态，预防畸形。

②患肢应尽量避免盘腿、蹲踞等动作，防止过度牵拉加重对腓总神经的压迫，同时注意避免局部感觉障碍所致的冻伤、烫伤。

四、肘管综合征

肘管综合征是指在肘部通过尺神经沟时受到压迫而产生的症状和体征。这种压迫可能导致手腕及部分手部肌肉无力、肌肉萎缩和感觉障碍。

1. 病因病机

任何使肘管容积绝对或相对减小的因素均可引起尺神经的卡压，常见的原因有以下几种：

①慢性损伤：肱骨内、外髁骨折、髁上骨折以及桡骨头骨折，可因畸形愈合产生肘外翻或其他畸形，使尺神经受到牵拉、压迫和摩擦。

②肘关节风湿或类风湿关节炎：风湿或类风湿病变侵及肘关节滑膜，使之增生肥厚，晚期引起肘关节变形、骨赘增生，从而亦可引起肘管容积减小。

③局部肿块：如腱鞘囊肿、脂肪瘤等，但较少见。

④先天性因素：如先天性肘外翻、尺神经沟变浅而致的尺神经反复脱位等。

⑤其他：长期屈肘工作，医源性因素引起的卡压及枕肘睡眠引起的"睡眠瘫"。

2. 临床表现

最常见的是肘区的疼痛，表现为刺痛或酸痛，向近远端放射。常为手背尺侧（小手指侧）及尺侧一个半手指的掌、背侧出现麻木、不适，间歇性出现，与体位有关，可于夜间疼醒。

（1）疼痛、麻木、感觉异常：手背尺侧及环、小指酸痛、刺痛，可有放射性疼痛，屈肘时明显。可有麻木、过敏、感觉减退、针刺感或蚁走感。

（2）精细动作不灵活、无力、肌肉萎缩：手部逐渐力量减退，精细动作不灵活。病程长、严重者可出现手内肌萎缩、爪形指畸形。症状早期患者常感到小指指腹麻木、不适，有时写字、用筷子动作不灵活。症状加重时，尺侧腕屈肌及环指、小指指深屈肌力弱，手内在肌萎缩，出现轻度爪形指畸形。

3. 检查

（1）体格检查

①叩击试验（Tinel 征）：沿神经干由远及近地叩击，正常叩诊时无感觉异常。若出现从肘关节远侧 3cm 处一直放射到手的环指与小指的阵麻为阳性征象。

②拇指夹纸试验（Froment 试验）：让患者用食指和拇指紧紧捏住一张纸，然后医生抽出纸张，若不能夹住纸张，则试验结果为阳性，表明可能存在尺神经的损伤或功能障碍。

③沃腾伯格征（Wartenberg）征阳性：当第 3 骨间掌侧肌及小指蚓状肌受累，所有手指内收时小指呈相对外展状态，为 Wartenberg 征阳性，此为尺神经损伤终末期表现。

（2）影像学检查

①X 线检查：有时可能发现肘关节出现骨关节炎的表现，或者发现尺神经沟内出现骨赘，也有可能发现肘关节不稳或者畸形等，这些因素均可造成尺神经卡压。

②磁共振神经成像检查（MRN）：能直观显示神经异常及局部肌肉失神经的变化，还能评估神经卡压点及神经周围解剖结构的改变。

（3）神经电生理检查：神经电生理检查在肘管综合征的诊断中可判断尺神经损伤的部位及损伤程度，在神经病变早期即有较高的敏感性，在术后随访中亦作为判断疗效的关键指标。

4. 治疗

（1）皮捏疗法

①体位：患者取坐位或仰卧位，患手置于治疗床，暴露前臂，术者立于患者侧面。

②操作手法：摸，充分暴露施术部位，术者用手指或指腹触摸尺侧腕屈肌、尺侧指深屈肌、拇内收肌、小鱼际肌和骨间肌、小指和无名指尺侧和尺掌等尺神经分布处表皮以及疼痛部位的表皮，明确病变部位以及疼痛部位。捏，术者用拇指和食指指腹轻轻夹住患者的疼痛部位以及对尺侧腕屈肌、尺侧指深屈肌、拇内收肌、小鱼际肌和骨间肌、小指和无名指尺侧和尺掌等尺神经分布

处的表皮，将表皮向向心端轻轻提起，随之松开后再次重复以上操作，以患处局部微微发红为宜。走，走行方向依据具体补泻来选择。

③时间及疗程：治疗时长根据病变范围而定，频率依据具体补泻决定（补：60～90次/分，泻：90～120次/分），1次/天，急性期3次/疗程，慢性期6次/疗程。

（2）谢氏齐针疗法

①体位：患者取坐位或仰卧位，暴露前臂，术者立于患者患侧面。

②取穴：局部可选取肘部、腕部及患指指腹等不适处。

③针刺操作：严格消毒后，通常选取6针，采取排刺手法，右手拇指、食指、中指同时用力，将多针直刺入腧穴后快速拔出，疾进疾出，重复上述步骤直至覆盖整个患区。

④时间及疗程：隔日1次，3次/疗程。

（3）皮下针疗法

①体位：患者取坐位或仰卧位，患手置于治疗床，暴露前臂，术者立于患者患侧面。

②取穴：主穴，选取前臂小海穴、阳谷穴、支正穴，腕部后溪穴、中渚穴、腕骨穴。配穴，以腕关节疼痛为主者加间使、神门、阿是穴；以手指麻木为主者加四缝；以大鱼际萎缩者加鱼际、合谷透后溪。

③针刺操作：充分暴露腧穴，严格消毒后，对上述腧穴进行皮下针刺，局部腧穴向痛点方向平刺进针。

④时间及疗程：常规皮下针1天施针1次，若久留针则2天施针1次，6天/疗程。

（4）诊疗思路：肘管综合征本质在于尺神经在肘部尺神经沟内受压磨损，其治疗关键在于松解卡压和损伤神经的修复、减轻局部受压症状。皮捏疗法可以促进前臂淋巴及血运循环，放松肌肉，减轻压力；齐针可刺激萎缩的肌肉，恢复肌肉力量，还可释放局部紧张压力状态；皮下针可持续作用，解除卡压造成的高压状态，减轻压迫。

（5）注意事项

①三联疗法配合理疗一同使用，效果更佳。

②谢氏齐针治疗慎用于糖尿病导致的肘管综合征。

③嘱患者注意休息，避免手提重物；注意臂部的姿势、防止肘关节长时间过度屈曲，避免枕肘睡眠。

④若肌肉萎缩严重，应尽快行手术治疗。

五、腕管综合征

腕管综合征，又称腕管狭窄症、鼠标手，系指腕部外伤、骨折、脱位、扭伤或腕部劳损等原因引起腕横韧带增厚，管内肌腱肿胀，瘀血机化使组织变性，或腕骨退变增生，使管腔内周径缩小，从而压迫正中神经，引起手指疼痛、麻木、无力为主的一种病症。

1. 病因病机

腕管，是一个由腕骨和屈肌支持带组成的骨纤维管道。正中神经和屈肌腱（屈拇长肌腱，4 条屈指浅肌腱，4 条屈指深肌腱）由腕管内通过，腕管内组织液压力稳定。正中神经走行在屈肌支持带下方，紧贴屈肌支持带。在屈肌支持带远端，正中神经发出返支，支配拇短展肌、拇短屈肌浅头和拇对掌肌，其终支是指神经，支配拇、食、中指和无名指桡侧半皮肤。

腕管综合征发生的原因，是腕管内压力增高导致正中神经受卡压。无论是腕管内的内容物增加，还是腕管容积减小，都可导致腕管内压力增高。最常见原因是特发性腕管内腱周滑膜增生和纤维化，其发生的机制尚不明了。少数病因，如屈肌肌腹过低，类风湿等滑膜炎症，创伤或退行性变导致腕管内骨性结构异常卡压神经，腕管内软组织肿物如腱鞘囊肿等。

有研究认为过度使用手指，尤其是重复性的活动，如长时间用鼠标或打字等，可造成腕管综合征，但这种观点现在仍存在争议。腕管综合征还容易出现于孕期和哺乳期妇女，机制不明，有观点认为与雌激素变化导致组织水肿有关，但许多患者在孕期结束后症状仍然未得到缓解。

2. 临床表现

腕管综合征在女性的发病率较男性高，原因尚不清楚。常见症状包括正中神经支配区（拇指、食指、中指和无名指桡侧半）感觉异常和（或）麻木。多数时候夜间手指麻木是腕管综合征的首发症状。很多患者手指麻木的不适可通过改变上肢的姿势或甩手得到一定程度的缓解。患者在白天从事某些活动也会引起手指麻木的加重，如做针线活、驾车、长时间手持电话或长时间手持书本阅读。部分患者早期只感到中指或无名指指尖麻木不适，而到后期才感觉拇指、食指、中指和无名指桡侧半部位均出现麻木不适。某些患者也会有前臂甚至整个上肢的麻木或感觉异常，甚至感觉这些症状为主要不适。随着病情加重，患者可出现明确的手指感觉减退或丧失，拇短展肌和拇对掌肌萎缩或力弱。患者可出现大鱼际桡侧肌肉萎缩，拇指不灵活，与其他手指对捏的力量下降甚至不能完成对捏动作。

3. 检查

（1）体格检查

①腕部叩击试验（Tinel 征）：沿正中神经走行从前臂向远端叩击，如果在腕管区域叩击时出现正中神经支配区域的麻木不适感，则为阳性。但由于该检查的敏感度和特异度不高，不能单独作为诊断的依据。

②腕掌屈试验（Phalen 试验）：让患者手腕保持于最大屈曲位，如果 60 秒内出现桡侧三个手指的麻木不适感，则为阳性。66% ～ 88% 的腕管综合征患者可出现阳性，但 10% ～ 20% 的正常人也会出现阳性。

（2）影像学检查

①超声检查：可见正中神经的粗细、压迫情况，并且确定腕部关节周围组织结构是否正常。

② MRI 检查：豌豆骨平面上的横断面放大；正中神经的 FST2W 呈高信号增强或者 STIR；钩骨平面上的正中神经表现扁平；钩骨平面上的腕横韧带掌屈；假性神经瘤现象，腕横韧带附近的正中神经表现为肿胀。

（3）其他检查：神经传导检查和肌电图结果可以帮助确定诊断，排除其他神经性疾患，还可反映压迫的严重程度，对于拟定恰当的治疗策略有重要参考价值。但由于电诊断检查存在假阴性和假阳性结果，不能单一依靠电诊断检查来确定诊断。

4. 诊断

腕管综合征的诊断主要根据临床症状和特征性的物理检查结果，确诊需要电诊断检查。最重要的诊断依据是患者存在典型的临床症状，即正中神经分布区的麻木不适，夜间加重。除了主观性的症状，客观检查也非常重要。明确出现手指感觉减退或散失以及大鱼际肌肉萎缩是病情严重的表现，而在出现这些表现之前就应该进行治疗干预。基于诱发诊断试验的客观性检查也有利于帮助诊断，包括 Tinel 征、Phalen 试验和正中神经压迫试验。

5. *治疗*

（1）皮捏疗法

①体位：患者取坐位或仰卧位，患手置于治疗床，暴露前臂，术者立于患者患侧面。

②操作手法：摸，充分暴露施术部位，术者用手指或指腹触摸前臂腕屈肌肌群及腕指深屈肌、指浅屈肌肌腱及正中神经分布处表皮、疼痛部位的表皮，明确病变部位以及疼痛部位。捏，术者用拇指和食指指腹轻轻夹住患者的疼痛部位，以及对前臂腕屈肌肌群及腕指深屈肌、指浅屈肌肌腱及正中神经分布处的表皮，将表皮向向心端轻轻提起，随之松开后再次重复以上操作，以患处局部微微发红为宜。走，走行方向依据具体补泻来选择。

③时间及疗程：治疗时长根据病变范围而定，频率依据具体补泻决定（补：60～90次／分，泻：90～120次／分），1次／天，急性期3次／疗程，慢性期6次／疗程。

（2）谢氏齐针疗法

①体位：患者取坐位或仰卧位，患手置于治疗床，暴露前臂，术者立于患侧面。

②取穴：局部可选取腕部及患指指腹阿是穴区，急性期避开疼痛处进行刺激。

③针刺操作：严格消毒后，通常选取3针，采取聚刺手法，右手拇指、食指、中指同时用力，将多针直刺入腧穴后快速拔出，疾进疾出，重复上述步骤，直至覆盖整个患区。

④时间及疗程：隔日1次，3次／疗程。

（3）皮下针疗法

①体位：患者取坐位或仰卧位，患手置于治疗床，暴露前臂，术者立于患者侧面。

②取穴：大陵穴、内关穴、间使穴、劳宫穴，以手指麻木为主者加四缝穴、八邪穴。

③针刺操作：严格消毒后，对上述腧穴进行皮下针刺，局部腧穴向痛点方向平刺进针；嘱咐患者缓慢活动手指及腕部，直至疼痛减轻甚至消失。

④时间及疗程：常规皮下针 1 天施针 1 次，若久留针则 2 天施针 1 次，6 天 / 疗程。

（4）诊疗思路：腕管综合征本质在于多种原因导致的腕管内压力增大，压迫正中神经。其治疗关键在于腕管解压。皮捏疗法可以促进局部血运循环，加速水肿吸收，齐针可以加强局部血液循环，减轻腕管内压力，刺激神经活性，恢复神经功能，皮下针则可持续作用于局部，调节局部压力平衡，减轻水肿，缓解疼痛。

（5）注意事项

①可配合手法治疗，效果更佳。

②腕部行针应注意不应太深，以平刺或斜刺为主。

③嘱患者注意休息，双侧腕关节及双手活动应适量，间断休息，不可长期过度劳累，避免提举重物，同时要注意保暖。

六、梨状肌综合征

梨状肌综合征是引起急慢性坐骨神经痛的常见疾病。一般认为，腓总神经高位分支，自梨状肌肌束间穿出或坐骨神经从梨状肌肌腹中穿出。当梨状肌受到损伤，发生充血、水肿、痉挛、粘连和挛缩时，该肌间隙或该肌上、下孔变狭窄，挤压从其间穿出的神经、血管，因此出现的一系列临床症状和体征。

1. 病因病机

常见病因是臀部外伤出血、粘连、瘢痕形成，也有一部分是因坐骨神经出骨盆时行径变异，穿行于梨状肌内，髋外旋时肌强力收缩，可使坐骨神受到过大压力，长此以往产生坐骨神经慢性损伤。

2. 临床表现

主要表现为疼痛，以臀部为主，并可向下肢放射，严重时不能行走或行走一段距离后疼痛剧烈，需休息片刻后才能继续行走。患者可感觉疼痛位置较深，放射时主要向同侧下肢的后面或后外侧，有的还会伴有小腿外侧麻木、会阴部不适等。严重时臀部呈现"刀割样"或"灼烧样"的疼痛，双腿屈曲困难，双膝跪卧，夜间睡眠困难。大小便、咳嗽、打喷嚏时因腹压增加而使患侧肢体的窜痛感加重。

3. 检查

（1）体格检查

①直腿抬高试验：患者处仰卧位，检查者一手握住患者踝部，另一手置于膝关节上方，使膝关节保持伸直位，抬高到一定角度，患者感到下肢出现放射性疼痛或麻木或原有的疼痛或麻木加重时为阳性。

②梨状肌紧张试验：患者仰卧位于检查床上，将患肢伸直，做内收内旋动作，如坐骨神经有放射性疼痛，再迅速将患肢外展外旋，疼痛随即缓解，即为梨状肌紧张试验阳性。这是梨状肌综合征的常用检查方法。

（2）影像学检查

① X 线检查：可能会发现坐骨神经变粗，或者在肌肉处看到钙化的影像。

②超声检查：症状较轻的患者，仅表现为患侧梨状肌及肌外膜较对侧稍增厚，其内部回声改变不明显。病程较长的患者，梨状肌萎缩，表现为肌外膜增厚，边缘不光滑，内部回声增高，分布不均匀。

③ MRI 检查：表现为患侧梨状肌较对侧增粗，梨状肌下孔狭窄，呈炎性改变时 T1W1 上呈等或略低信号，T2W1、SPAIR 上呈高信号，部分信号混杂，坐骨神经略增粗，受压轻度前移，穿越梨状肌段显示欠清，DWI 呈高信号。

（3）肌电图检查：可用于梨状肌综合征与腰椎间盘突出症患者的鉴别诊断，后者的梨状肌近侧肌肉即有异常表现，而前者仅有梨状肌及其远侧肌肉出现异常表现。

4. 诊断

结合临床表现和检查即可诊断。

5. 治疗

（1）皮捏疗法

①体位：患者取俯卧位，暴露腰臀腿部，术者立于患者侧面。

②操作手法：摸，充分暴露施术部位，术者用手指或指腹触摸腰臀部，找

到梨状肌投影区及条索状处的表皮，及疼痛部位表皮，明确病变部位以及疼痛部位。捏，术者用拇指和食指指腹轻轻夹住患者的疼痛部位，以及对梨状肌投影区及条索状处、臀腿放射疼痛麻木处表皮，将表皮轻轻提起，随之松开后再次重复以上操作。走，走行方向依据具体补泻来选择。

③时间及疗程：治疗时长根据病变范围而定，频率依据具体补泻决定（补：60～90次/分，泻：90～120次/分），1次/天，急性期3次/疗程，慢性期6次/疗程。

（2）谢氏齐针疗法

①体位：患者取侧卧位，暴露臀部，术者立于患者侧面。

②取穴：局部可选取环跳、秩边穴及阿是穴区，急性期避开疼痛处进行刺激。

③针刺操作：严格消毒后，通常选取6针，依据病情选择合适持针手法，右手拇指、食指、中指同时用力，将多针直刺入腧穴后快速拔出，疾进疾出，重复上述步骤，直至覆盖整个患区。

④时间及疗程：隔日1次，3次/疗程。

（3）皮下针疗法

①体位：患者取俯卧位，置于治疗床，暴露腰臀腿部，术者立于患者侧面。

②取穴：选取环跳、秩边，结合局部阿是穴；也可以痛点为中心，用叠瓦针法在患区覆盖施针。

③针刺操作：严格消毒后，对上述腧穴进行皮下针刺，局部腧穴向痛点方向平刺进针；嘱咐患者缓慢行走，如为叠瓦针则不宜活动。

④时间及疗程：常规皮下针1天施针1次，若久留针则2天施针1次，6天/疗程。

（4）诊疗思路：梨状肌卡压本质在于梨状肌受损，出现炎症、肿胀、充血，压迫坐骨神经出现的周围神经卡压性疾病。其治疗关键在于松解梨状肌，消除炎症水肿。皮捏疗法可以促进局部血运循环，加速水肿吸收，齐针除了加强血液循环外，消除局部水肿、缓解高压状态，刺激神经活性，恢复神经功能，皮下针可持续作用，降低局部张力，解除卡压，消除水肿状态。

（5）注意事项

①梨状肌卡压常累及臀部及下肢疼痛、麻木、感觉异常，施术时可连同下肢患肌一并处理。

②齐针刺腰骶部针刺不宜过深、过重，禁在神经及血管处进行提插刺激，操作时注意时刻观察患者情况。

③嘱患者注意休息，避免长时间行走、站立，同时加强腰部、核心及下肢肌肉力量锻炼。

七、肋间神经痛

肋间神经痛是患者的主观症状。肋间神经由胸脊髓向两侧发出经肋间到胸前壁，支配相应胸椎旁背部和胸壁的肌肉的分支及沿肋间走行的感觉分支。因此肋间神经痛是从胸背部沿肋间向斜向前下至胸腹前壁中线带状区疼痛。

1. 病因病机

胸椎椎间盘退变性突出、关节囊和韧带增厚和骨化常导致神经通道狭窄变形，可引起肋间神经炎症，产生疼痛。同样累及肋间神经的病变还有胸椎结核、胸椎骨折或脱位、脊椎或脊髓肿瘤、强直性脊柱炎以及肋骨、纵隔、胸膜病变。带状疱疹性肋间神经痛常疼痛剧烈。

2. 临床表现

肋间神经痛是指一个或几个肋间部位从背部沿肋间向胸腹前壁放射，呈半环状分布。多为单侧受累，也可以双侧同时受累。咳嗽、深呼吸或打喷嚏往往使疼痛加重。查体可有胸椎棘突，棘突间或椎旁压痛和叩痛，少数患者沿肋间有压痛，受累神经支配区可有感觉异常。其疼痛性质多为刺痛或灼痛，有沿肋间神经放射的特点。如出现带状疱疹可见局部病损，常伴有疱疹部位剧烈疼痛。

3. 检查

（1）体格检查：医生按压患者肋骨周围或是让患者深呼吸，如果任何一种情况引起疼痛，都提示患者患有肋间神经痛。

（2）影像学检查：如X线、CT、MRI等，可以排查有无胸部肿瘤、胸椎病变、肝胆、肺脏疾病，有助于诊断继发或者原发性肋间神经痛。

（3）其他检查：如心电图检查，可以排查有无心脏疾病引起肋间神经痛。

4. 诊断

根据疼痛的特征分布即可明确诊断肋间神经痛。

5. 治疗

（1）皮捏疗法

①体位：根据患者疼痛部位选取体位，暴露腰背部或前胸部疼痛处，术者立于患者患侧面。

②操作手法：摸，充分暴露施术部位，术者用手指或指腹触摸从疼痛或疱疹一端沿着肋间神经分布区域的疼痛或疱疹边缘表皮、循手太阴肺经表皮，明确病变部位以及疼痛部位。捏，术者用右手的拇指和食指指腹轻轻夹住患者的疼痛部位，循手太阴肺经以及疼痛或疱疹一端沿着肋间神经分布区域的疼痛或疱疹边缘表皮，将表皮向向心端轻轻提起，随之松开后再次重复以上操作，以患处局部微微发红为宜。走，走行方向依据具体补泻来选择。

③时间及疗程：治疗时长根据病变范围而定，频率依据具体补泻决定（补：60～90次/分，泻：90～120次/分），1次/天，急性期3次/疗程，慢性期6次/疗程。

（2）谢氏齐针疗法

①体位：患者取坐位或侧卧位，暴露肋间，术者立于患者患侧面。

②取穴：选取局部阿是穴区，急性期避开疼痛处进行刺激。

③针刺操作：严格消毒后，通常选取6针，依据病情选择合适持针手法，右手拇指、食指、中指同时用力，将多针直刺入腧穴后快速拔出，疾进疾出，重复上述步骤直至覆盖整个患区。

④时间及疗程：隔日1次，3次/疗程。

（3）皮下针疗法

①体位：患者取俯卧位或仰卧位，暴露腰背部或前胸部，术者立于患者患侧面。

②取穴：选取局部阿是穴；也可以痛点为中心，用叠瓦针法在患区覆盖施针，见图4-2。

③针刺操作：严格消毒后，对上述腧穴进行皮下针刺，向痛点方向平刺进针，针刺后嘱咐患者平地缓慢行走，如为叠瓦针则不宜活动。

④时间及疗程：1次／天，每次30分钟，6天／疗程。

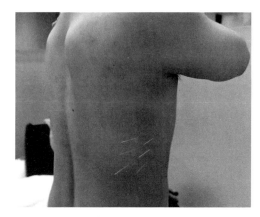

图4-2　肋间神经痛叠瓦针示意图

（4）诊疗思路：肋间神经痛本质在于各种原因导致的肋间神经炎症，皮捏疗法可以促进局部血运循环，放松局部肌肉，齐针除了加强血液循环，还能强刺激肋间神经，改善异常神经功能，通过转移兴奋灶而达到止痛作用，皮下针持续刺激皮下层，能调节局部免疫功能，促进淋巴循环，改变局部炎性疼痛因子的浓度减轻疼痛。

（5）注意事项

①肋间神经痛病因很多，要注意寻找病因，根据病因制定治疗方式。原发性肋间神经痛，除局部疼痛外，多无全身症状，应用针刺治疗时，取穴适当、掌握一定的刺激量，一般都能迅速控制疼痛而治愈；由于带状疱疹而遗留肋间神经痛者，常较顽固，必须连续针治，才能止痛；因结核、肿瘤等病所致者，应用针刺虽亦可以改善症状减轻痛苦，但必须积极治疗原发病，才能治愈。

②嘱患者疼痛期间应尽量少活动，定期休息，不要做剧烈运动，避免劳累和拉伸刺激患处，增加疼痛。

③嘱患者注意饮食，避免吃刺激性食物，多补充优质蛋白及维生素。

八、带状疱疹后遗神经痛

带状疱疹后遗神经痛是指急性带状疱疹皮肤症状痊愈后，持续疼痛超过1个月的后遗症，是由水痘—带状疱疹病毒侵犯神经而引起的感觉神经异常的症状，其最常累及肋间神经，其次为三叉神经、坐骨神经，也有少部分累及颈丛、臂丛、阴部神经等，以老年患者发生率最高，长期疼痛往往影响患者生活质量，甚至造成情绪障碍。

1. 病因病机

水痘—带状疱疹病毒经皮肤的感觉神经末梢侵入人体，然后潜伏在脊神经后角的神经节细胞内，在机体免疫力低下时激活而发病，病毒侵犯感觉神经，导致异常疼痛感觉。带状疱疹后遗神经痛的疼痛机制涉及损伤的脊髓后角传入神经纤维的异位放电，神经元的敏化，脊髓抑制性神经元的功能下降等。

2. 临床表现

以痛觉过敏为特点，触摸刺激可引起明显的疼痛，伤害性刺激疼痛显著增强。疼痛性质有闪电样疼痛、撕裂样疼痛、刀割样疼痛、持续性烧灼痛等，多数患者疼痛难以忍受，除此之外，还可因体力活动、温度变化和情感压抑而加重。由于对剧烈疼痛的恐惧，患者的心理负担重，容易产生抑郁情绪。

3. 检查

（1）体格检查：视诊检查患者皮肤表面疱疹情况，有无瘢痕、色素沉着等，触诊明确皮肤疼痛及感觉异常部位和范围。

（2）影像学检查：据病情需要可以行头颅核磁共振检查，必要时行头颅血管核磁共振检查，以及颈椎、胸椎、腰椎、髋关节核磁共振检查，可以明确是否有器质性病变。

（3）实验室检查：血常规检查明确有无合并其他疾病，血清病毒抗体检查可见带状疱疹病毒。

（4）肌电图检查：带状疱疹后遗症神经痛可能会出现肌肉无力、萎缩等症状，可以通过肌电图检查观察神经传导速度，辅助诊断疾病。

4. 诊断

根据患者出现水疱后存在剧烈疼痛，查体发现疼痛区域存在色素沉着，可以诊断。以躯干部的带状疱疹为例，需要与心绞痛鉴别。心绞痛表现为前胸部阵发性、压榨性疼痛，可向心前区、左上肢放射，常在劳累或情绪激动后发生，起病时的心电图改变可以鉴别。

5. 治疗

（1）皮捏疗法

①体位：患者取仰卧位，置于治疗床，暴露患部，术者立于患者侧面。

②操作手法：摸，充分暴露施术部位，术者用手指或指腹触摸胸背部沿肋间向斜向前下至胸腹前壁中线带状区、循手太阴肺经及上肢放射痛处表皮，明确病变部位以及疼痛部位。捏，术者用拇指和食指指腹轻轻夹住患者的疼痛部位、循手太阴肺经以及胸背部沿肋间向斜向前下至胸腹前壁中线带状区表皮，将表皮向向心端轻轻提起，随之松开后再次重复以上操作以患处局部微微发红为宜。走，走行方向依据具体补泻来选择。

③时间及疗程：治疗时长根据病变范围而定，频率依据具体补泻决定（补：60～90 次 / 分，泻：90～120 次 / 分），1 次 / 天，3 次 / 疗程。

（2）谢氏齐针疗法

①体位：患者取仰卧位，术者立于患者患侧。

②取穴：局部可选取阿是穴区多针聚刺，急性期避开疼痛处进行刺激。

③针刺操作：充分暴露患区，严格消毒后，通常选取 6 针，依据病情选择合适持针手法，右手拇指、食指、中指同时用力，将多针直刺入腧穴后快速拔出，疾进疾出，重复上述步骤直至覆盖整个患区。

④时间及疗程：隔日 1 次，3 次 / 疗程。

（3）皮下针疗法

①体位：患者取俯卧位或仰卧位，置于治疗床，充分暴露背部及局部皮损处，术者立于患者侧面。

②取穴：相应神经节段夹脊穴（如：位于上肢部位者取 $C_{2\sim6}$ 部位夹脊穴，下肢者取 $L_{1\sim4}$ 部位夹脊穴）、局部阿是穴。

③针刺操作：严格消毒后，对上述部位进行平刺。

④时间及疗程：常规皮下针 1 天施针 1 次，若久留针则 2 天施针 1 次，6 天 / 疗程。

（4）诊疗思路：带状疱疹后遗神经痛是由水痘—带状疱疹病毒所引起的急性皮肤病所致后遗疼痛。治疗关键在于镇痛。皮捏疗法可以促进局部血运循环，放松局部肌肉，齐针除了加强血液循环，还能强刺激肋间神经，起到止痛作用，皮下针可持续作用于皮下层，启动和增强全身免疫反应，提高机体抵抗病毒的能力，减少疾病反复发作。

（5）注意事项

①破损皮肤处不适用捏法，治疗前后都应注意手部消毒无菌。

②针刺配合火针一同使用，效果更佳。

③嘱患者注意休息，清淡饮食，适当运动提高机体抵抗力。

九、周围性面瘫

周围性面瘫，又称贝尔麻痹或面神经炎，是指面神经（第七颅神经）在其周围段（即从脑干到面部的路径）受损所导致的面部肌肉瘫痪。一般症状是口眼歪斜，无法完成抬眉、闭眼、鼓嘴等动作。它是一种常见病、多发病，任何年龄均可发病，男女发病率相近，绝大多数为一侧性，双侧者甚少。

1. 病因病机

受寒、病毒感染（如带状疱疹、单纯疱疹、流行性腮腺炎、巨细胞病毒等）和自主神经功能不稳等可引起局部神经营养血管痉挛，导致面神经缺血水肿，由于面神经管为骨性腔隙，容积有限，如果面神经水肿明显，则使面神经受到压迫，可致不同程度轴突变性，这可能是部分患者恢复不良的重要原因。

2. 临床表现

急性起病，数小时或 1～3 天症状达到高峰，病初可伴耳后乳突区、耳内或下颌角疼痛。常为一侧面部表情肌瘫痪为突出表现，口角歪斜，流涎，讲话漏风，鼓腮和吹口哨漏气，食物滞留于病侧齿颊之间；可伴有味觉丧失，唾液减少，听觉过敏，患侧乳突部疼痛，耳廓和外耳道感觉减退，外耳道或鼓膜疱疹。

3. 检查

（1）体格检查：可见一侧面部额纹消失，睑裂变大，鼻唇沟变浅变平，病侧口角低垂，示齿时口角歪向健侧，做鼓腮和吹口哨动作时，患侧漏气。不能抬额、皱眉，眼睑闭合无力或闭合不全。闭目时眼球向上外方转动，显露白色巩膜，称贝尔征（Bell 征）。

（2）影像学检查：鉴别脑桥小脑角肿瘤、颅底占位病变、脑桥的血管病等后颅窝病变或其他结构性病变，部分患者需做头部 MRI 或 CT 检查。

（3）神经电生理检查：对面神经病变预后的判断有意义，包括兴奋阈值测定、复合肌肉动作电位波幅测定及面神经传导速度测定。

4. *治疗*

（1）皮捏疗法

①体位：患者取坐位，术者立于患者前侧。

②操作手法：单手皮捏疗法或双手皮捏疗法；摸，充分颜面部，术者用双侧拇、食指指腹沿面神经方向触摸，边触诊边明确是否存在疼痛或麻木区域。捏，术者一侧拇指和食指指腹轻轻夹住患者瘫痪部位表皮，以及督脉、手三阳经、足三阳经循行分布上的表皮，将表皮向向心端轻轻提起，随之松开后再次重复以上操作以患处局部微微发红为宜。走，走行方向依据具体补泻来选择。

③时间及疗程：治疗时长根据病变范围而定，频率依据具体补泻决定（补：60～90 次 / 分，泻：90～120 次 / 分），1 次 / 天，急性期 3 次 / 疗程，慢性期 6 次 / 疗程。

（2）谢氏齐针疗法

①体位：患者取坐位或仰卧位，术者立于患者患侧面。

②取穴：局部选取阳白穴、丝竹空穴、颊车穴、地仓穴、迎香穴，急性期避开疼痛处进行刺激。

③针刺操作：严格消毒后，通常选取 3 针，依据病情选择合适持针手法，右手拇指、食指、中指同时用力，将多针直刺入腧穴后快速拔出，疾进疾出，重复上述步骤，直至覆盖整个患区。

④时间及疗程：隔日 1 次，3 次 / 疗程。

（3）皮下针疗法

①体位：患者取坐位或健侧卧位，术者立于患者患侧面或背后侧。

②取穴：阳白、颧髎、颊车、翳风、牵正、太阳等穴区。

③针刺操作：严格消毒后，对上述腧穴进行皮下针刺，嘱咐患者缓慢地行鼓气、抬眉、咀嚼等动作。

④时间及疗程：1 次 / 天，每次 30 分钟，6 天 / 疗程。

（4）诊疗思路：面神经炎可引起局部神经营养血管痉挛，导致面神经缺血水肿。皮捏疗法改善局部微循环，放松面部肌肉，缓解血管痉挛；齐针疗法可促进神经周围血液循环，改善局部缺血缺氧状态，从而减轻神经根水肿；皮下针疗法通过持续物理刺激皮下层，增强患者全身免疫防疫，提高患者对病毒的抵抗力，同时减少疾病复发。

（5）注意事项

①面瘫患者优先鉴别周围性面瘫与中枢性面瘫，及时做好对应辅助治疗，急性期刺激量宜轻、浅，恢复期、后遗症期刺激量宜重、深，亨特面瘫搭配抗病毒治疗。

②嘱患者日常对镜子练习瘫痪侧面肌的随意运动，可依次进行举额、皱眉、闭眼、眨眼、耸鼻、微笑、露齿、鼓腮和吹口哨等动作，每日 2 ～ 3 次，每次数分钟直到疲倦。之后配合患侧面部肌肉按摩，每次 5 ～ 10 分钟，促进局部血液循环。

③面瘫患者注意避寒，及时添加衣物，加强锻炼，增强体质。眼睑闭合不全者可通过佩戴眼镜、使用眼药水护眼。

十、股外侧皮神经炎

股外侧皮神经炎，是临床最常见的一种皮神经炎证，为一种股外侧皮肤感觉异常的疾病。本病多见于 20 ～ 50 岁较肥胖的男性。

1. 病因病机

最常见的原因为股外侧皮神经受压，如脊椎畸形、肥大性脊椎炎、脊椎裂、腰椎骶化、妊娠、盆腔肿瘤、腹股沟疝、椎间盘突出等所致，也有因外伤或感染，如腰肌炎、盆腔炎、神经梅毒、阑尾炎、妊娠、酒精中毒、带状疱疹后遗症等可诱发本病；此外寒冷及潮湿也是本病常见诱因。

2. 临床表现

表现为股前外侧麻木、蚁行感、刺痛、烧灼感、发凉、出汗减少及沉重感等症状亦可出现，以麻木最多见。体力劳动、站立过久时可加剧，休息后症状可缓解。查体可有程度不等的浅感觉减退或缺失，主要是痛觉与温度觉减退而触压觉存在。少数患者可有色素减退或沉着。有些患者皮肤可呈轻度菲薄，稍干燥，毳毛减少。本病通常为单侧性，少数双侧发病。慢性病程，时轻时重，常数月至多年不愈。

3. 检查

（1）体格检查

①感觉检查：评估大腿外侧皮肤的感觉，包括触觉、温度觉和痛觉。

②压痛点：检查大腿外侧是否有压痛点，特别是在腹股沟韧带下方。

③叩击试验（Tinel 征）：轻敲腹股沟韧带下方的股外侧皮神经路径，观察是否引起疼痛或感觉异常。

（2）实验室检查：通常股外侧皮神经炎不需要常规的实验室检查，但在排除其他潜在病因（如糖尿病、感染等）时，可能会进行以下检查：

①血糖检测：检查是否存在糖尿病或糖耐量异常。

②血常规和生化检查：评估全身健康状态，排除其他系统性疾病。

（3）影像学检查：腰椎和骨盆 MRI，详细评估神经路径、软组织和椎间盘情况，排除腰椎病变、神经根压迫或软组织病变。

（4）神经电生理检查

①神经传导速度（NCV）：测量股外侧皮神经的传导速度，评估是否存在神经传导异常或减慢。

②肌电图（EMG）：评估股外侧皮神经支配区域的肌肉电活动，判断是否存在神经损伤或肌肉病变，尤其两侧对比有诊断意义。

4. 诊断

参照《神经病学》中股外侧皮神经炎的诊断标准：

（1）多为一侧受累，主要表现为大腿前外侧下 2/3 区域的感觉异常，包括麻木、疼痛、灼烧、蚁走感或发凉、板滞、触电、沉重感或出汗减少等，以麻木最为多见，久坐、久站、长时间行走、受凉或腰部压力增加时上述症状会加重。

（2）患侧大腿外侧感觉过敏、减退或消失，可伴有股外侧皮神经走行经过髂筋膜处的压痛。

（3）患侧肢体无肌肉萎缩和无力等运动神经受累表现。

5. 治疗

（1）皮捏疗法

①体位：患者取仰卧位，术者坐于患者患侧。

②操作手法：摸，充分暴露施术部位，术者用手指或指腹触摸大腿外侧感觉异常区域皮肤。捏，术者用拇指和食指指腹轻轻夹住表皮，将表皮向向心端轻轻提起，随之松开后再次重复以上操作，以患处局部微微发红为宜。走，走行方向依据具体补泻来选择。

③时间及疗程：治疗时长根据病变范围而定，频率依据具体补泻决定（补：60～90次/分，泻：90～120次/分），1次/天，急性期3次/疗程，慢性期6次/疗程。

（2）谢氏齐针疗法

①体位：患者取仰卧位，术者立于患者患侧。

②取穴：取患侧感觉异常局部或阿是穴区，急性期避开疼痛处进行刺激。

③针刺操作：严格消毒后，通常选取6针，采取排刺手法，右手拇指、食指、中指同时用力，将多针直刺入腧穴后快速拔出，疾进疾出，重复上述步骤直至覆盖整个患区。

④时间及疗程：隔日1次，3次/疗程。

（3）皮下针疗法

①体位：患者取仰卧位，术者坐于患者患侧。

②取穴：局部感觉异常区取穴；也可以痛点为中心，用叠瓦针法在患区覆盖施针。

③针刺操作：严格消毒后，对上述部位进行平刺，针刺后嘱咐患者平地缓慢行走，如为叠瓦针则不宜活动。

④时间及疗程：常规皮下针1天施针1次，若久留针则2天施针1次，6天/疗程。

（4）诊疗思路：股外侧皮神经炎本质在于股外侧皮神经受压，治疗关键在于松解局部肌肉，消除炎症水肿，缓解神经卡压。皮捏疗法可以促进局部血运循环，加速水肿吸收，缓解受压状态；齐针除了加强血液循环，还能刺激神经活性，恢复神经功能，改善股外侧区域异常感觉；皮下针针刺持续作用于皮下层，改善淋巴回流，减轻局部组织压力，缓解神经压迫。

（5）注意事项

①嘱患者应注意卧床休息、着宽松衣物，避免久坐久站。

②三联疗法干预同时注意其原发病因，针对其原发问题进行干预。

十一、牙痛

牙痛是指牙齿因各种原因引起的疼痛，为口腔疾患中常见的症状之一，可见于龋齿、牙髓炎、根尖周炎、牙外伤、牙本质过敏、楔状缺损等。

1. 病因病机

牙痛大多因牙龈炎和牙周炎、龋齿（蛀牙）或折裂牙而导致牙髓（牙神经）感染所引起。由于不注意口腔卫生，牙齿受到牙齿周围食物残渣、细菌等物结成的软质的牙垢和硬质的牙石所致的长期刺激，及不正确的刷牙习惯，维生素缺乏等原因所导致。

2. 临床表现

以牙痛为主，牙龈肿胀，咀嚼困难，口渴口臭，或时痛时止，遇冷热刺激痛、面颊部肿胀等。牙龈鲜红或紫红、肿胀、松软，有时龈缘有糜烂或肉芽组织增生外翻，刷牙或吃东西时牙龈易出血，但一般无自发性出血，患者无明显的自觉症状，有时可有发痒或发胀感。

3. 检查

（1）体格检查

①视诊：患者所述疼痛侧上下颌牙齿有无龋坏，应特别注意检查牙齿邻面颈部，牙齿相嵌部位、重叠处及一切隐蔽部位，义齿基牙、不良修复体边缘处的牙体组织，佩戴全冠并且冠颌面已被磨穿的牙齿。

②叩诊：垂直及侧方叩诊有不适或疼痛。

③咬诊：正中、前伸及侧方颌有无早接触，有无咬合不适或咬合痛。

④牙髓活力测验：有无异常（包括温度测试或电活力测试）。

⑤扪诊：可疑患者牙根尖部有无扪痛、肿胀等，上颌窦区及颞颌关节区有无压痛，颌下淋巴结扪诊有无疼痛。

（2）影像学检查

①X线检查：针对不明性牙痛患者，可对口腔组织进行全方面X线摄片检查，排查已经累及牙髓、根尖、牙龈、颌骨等内部组织的病理性改变。

②锥体束（CB）CT扫描：可用于进一步评估整个口腔、颌骨、颅骨等骨

骼系统组织状况，识别牙体骨折后引起的疼痛症状表现。

③激光多普勒血流检测：可以观察口腔内部组织血液微循环状况，观察病症对于局部牙体组织血液微循环的影响。

（3）实验室检查：纸浆敏感性测试，用脱脂棉进行拭子喷氯乙烷作为冷测试剂或用电动纸浆测试仪，对存疑的牙本质过敏区域进行局部刺激，从而检测牙体组织的敏感性。

4.治疗

（1）皮捏疗法

①体位：患者取坐位，术者立于患者后侧。

②操作手法：摸，充分暴露施术部位，术者用双侧拇、食指指腹触摸牙周软组织，边触诊边寻找牙周的筋膜结节点、压痛点等，明确病变部位以及疼痛部位。捏，术者一侧拇指和食指指腹轻轻夹住患者的疼痛部位，以及手、足阳明经循行分布上的表皮，将表皮向向心端轻轻提起，随之松开后再次重复以上操作，以患处局部微微发红为宜。走，走行方向依据具体补泻来选择。

③时间及疗程：治疗时长根据病变范围而定，频率依据具体补泻决定（补：60～90次/分，泻：90～120次/分），1次/天，3次/疗程。

（2）谢氏齐针疗法

①体位：患者取坐位或健侧卧位，术者立于患者患侧面。

②取穴：局部选取颊车、下关及阿是穴区，急性期避开疼痛处进行刺激。

③针刺操作：严格消毒后，通常选取3针，依据病情选择合适持针手法，右手拇指、食指、中指同时用力，将多针直刺入腧穴后快速拔出，疾进疾出，重复上述步骤，直至覆盖整个患区。

④时间及疗程：隔日1次，3次/疗程。

（3）皮下针疗法

①体位：患者取坐位，术者立于患者前侧或患侧面。

②取穴：阿是穴、颊车穴、下关穴。

③针刺操作：严格消毒后，对上述部位进行平刺，嘱咐患者缓慢地行咀嚼动作。

④时间及疗程：1次/天，每次30分钟，6天/疗程。

（4）诊疗思路：牙痛起因于各种原因导致的牙髓（牙神经）炎，即神经充血、水肿和渗出。皮捏疗法加速局部血运，改善循环，降低局部肌肉张力；齐针疗法改善病变神经周围血运，促进微循环，减少局部炎性因子的浓度，缓解疼痛。皮下针将针刺物理刺激持续作用于皮下，在加强免疫反应的同时，促进淋巴液的循环，降低局部组织液的张力，缓解水肿状态，减轻因压力过高出现的疼痛症状。

（5）注意事项

①嘱患者注意口腔卫生，正确刷牙。

②嘱患者饮食宜清淡，勿吃过硬食物，少吃过酸、过冷、过热食物。

十二、末梢神经炎

末梢神经炎系由多种原因引起的多发性末梢神经损害的总称，是指周围神经系统的神经纤维受损或功能障碍，导致感觉、运动或自主神经功能异常。它可以影响单个神经（单神经炎）或多个神经（多发性神经炎），并且可能由多种原因引起。表现为肢体远端对称性感觉、运动和植物神经功能障碍，故亦称多发性神经炎或多发性周围神经炎。

1. 病因病机

（1）中毒：如铅、砷、汞、磷等重金属，呋喃西林类、异烟肼、链霉素、苯妥英钠、卡马西平、长春新碱等药物以及有机磷农药等有机化合物。

（2）营养代谢障碍：如 B 族维生素缺乏、糖尿病、尿毒症、慢性消化道疾病、妊娠等。

（3）感染：常伴发或继发于各种急性和慢性感染，如痢疾、结核、传染性肝炎、伤寒、腮腺炎等，少数可因病原体直接侵犯周围神经所致，如麻风神经炎等。

（4）过敏、变态反应：如血清治疗或疫苗接种后神经炎等。

（5）其他：如结缔组织疾病，遗传性疾病如腓骨肌萎缩症、遗传性共济失调性周围神经炎、遗传性感觉性神经根神经病等。此外，躯体各种癌症也可引起多发性神经炎，且可在原发病灶出现临床症状之前数月发生，应引起警惕。

病理改变是周围神经的节段性脱髓鞘改变和轴突变性，或两者兼有。少数病例可伴有神经肌肉连接点的改变。

2. 临床表现

主要以肢体远端为著的对称性感觉、运动及植物神经功能障碍，且常以下肢较重。

（1）感觉障碍：初期常以指或趾端烧灼、疼痛、发麻等感觉异常或感觉过敏等刺激症状为著，逐渐出现感觉减退乃至消失。感觉障碍的分布呈手套或袜套式。少数患者可有深感觉障碍。腓肠肌等处常有压痛。

（2）运动障碍：肌力减退、肌张力低下、腱反射减弱或消失，个别病因（如呋喃西林）所致者反射可活跃。久病后可有肌萎缩。

（3）植物神经功能障碍：肢端皮肤发凉、苍白、潮红或轻度发绀，少汗或多汗，皮肤变薄变嫩或粗糙，指（趾）甲失去正常光泽、角化增强等。

3. 检查

（1）体格检查：查体可见肌力减退，肌张力低下，腱反射减弱或消散等症状，有些患者还会出现肢端皮肤发凉、潮红、惨白等，有时候还会出现多汗或少汗的情况。

（2）影像学检查：神经超声检查，可以看到神经增粗或神经水肿的改变，以此来诊断是否患有末梢神经炎。

（3）神经电生理检查：可以通过肌电图检查，确定周围神经是否有损伤，末梢神经炎是以脱髓鞘损伤为主，还是轴索损伤为主。

（4）其他：可以通过神经活体组织检查，来确定末梢神经炎的病因。

4. 治疗

（1）皮捏疗法

①体位：患者取坐位，术者立于患者前侧。

②操作手法：摸，术者用双侧拇、食指指腹沿四肢方向触摸，边触诊边明确是否存在疼痛或麻木区域。捏，术者一侧拇指和食指指腹轻轻夹住患者瘫痪部位表皮，以及督脉、手三阳经、足三阳经循行分布上的表皮，将表皮向向心端轻轻提起，随之松开后再次重复以上操作，以患处局部微微发红为宜。走，走行方向依据具体补泻来选择。

③时间及疗程：治疗时长根据病变范围而定，频率依据具体补泻决定

（补：60～90次/分，泻：90～120次/分），1次/天，急性期3次/疗程，慢性期6次/疗程。

（2）谢氏齐针疗法

①体位：患者取坐位或仰卧位，术者立于患者患侧面。

②取穴：选取局部感觉异常区域进行针刺。

③针刺操作：严格消毒后，通常选取6针，采取排刺手法，右手拇指、食指、中指同时用力，将多针直刺入腧穴后快速拔出，疾进疾出，重复上述步骤直至覆盖整个患区。

④时间及疗程：隔日1次，3次/疗程。

（3）皮下针疗法

①体位：患者取坐位或健侧卧位，术者立于患者患侧面或背后侧。

②取穴：阿是穴。

③针刺操作：严格消毒后，对上述部位进行平刺，可配合患肢活动。

④时间及疗程：1次/天，每次30分钟，6天/疗程。

（4）诊疗思路：末梢经炎是周围神经的节段性脱髓鞘改变和轴突变性。皮捏疗法可改善局部微循环，放松四肢肌肉，缓解血管痉挛；齐针疗法可促进神经周围血液循环，改善局部缺血缺氧状态，从而减轻神经根水肿改善麻木症状；皮下针疗法通过持续物理刺激皮下层，增强患者全身免疫防疫，提高患者对病毒的抵抗力，同时减少疾病复发。

（5）注意事项

①末梢神经炎患者应及时做好对应辅助治疗，急性期刺激量宜轻、浅，恢复期、后遗症期刺激量宜重、深，对病毒引起的末梢神经炎应搭配抗病毒治疗。

②嘱患者注意肢端保暖，预防烫伤。

③嘱患者避免长时间下蹲、跷二郎腿、肘关节过伸等动作，以免产生神经卡压综合征。

（孙伟）

第五章　内科疾病

第一节　消化系统疾病

一、慢性胃炎

慢性胃炎系指不同病因引起的各种慢性胃黏膜炎性病变，是一种常见病，其发病率在各种胃病中居首位。自纤维内镜广泛应用以来，对本病认识有明显提高。常见的类型包括慢性浅表性胃炎、慢性糜烂性胃炎和慢性萎缩性胃炎。

1.病因病机

（1）幽门螺杆菌感染、病毒或其毒素、刺激性物质、长期饮烈性酒、浓茶、浓咖啡等刺激性物质，可破坏胃黏膜保护屏障而发生胃炎。

（2）药物：某些药物如保泰松、吲哚美辛、辛可芬及水杨酸盐、洋地黄等可引起慢性胃黏膜损害。

（3）口腔、咽部的慢性感染。

（4）胆汁反流：胆汁中含有的胆盐可破坏胃黏膜屏障，使胃液中的氢离子反弥散进入胃黏膜而引起炎症。

（5）环境变化，如气候变化，人若不能在短时间内适应，就可引起支配胃的神经功能紊乱，使胃液分泌和胃的运动不协调，产生胃炎。

（6）长期精神紧张，焦虑或抑郁：导致中枢神经系统和胃肠道之间的神经反馈出现异常，脑肠轴紊乱，消化道的激素分泌异常，影响胃肠道的消化功能。同时可引起胃黏膜血管的收缩，降低胃防御能力，胃功能发生紊乱，从而诱发胃炎和消化性溃疡等胃病。

（7）其他病变的影响，如尿毒症、溃疡性结肠炎等均可引起慢性胃炎。

2. 临床表现

慢性胃炎缺乏特异性症状，症状的轻重与胃黏膜的病变程度并非一致。大多数患者常无症状或有程度不同的消化不良症状如上腹隐痛、食欲减退、餐后饱胀、反酸等。慢性萎缩性胃炎患者可有贫血、消瘦、舌炎、腹泻等，个别患者伴黏膜糜烂者上腹痛较明显，并可有出血，如呕血、黑便。症状常常反复发作，疼痛经常出现于进食过程或餐后，疼痛部位多数位于上腹部、脐周，部分患者疼痛部位不固定，轻者间歇性隐痛或钝痛、严重者为剧烈绞痛。

3. 检查

（1）体格检查：大多数患者常无阳性体征，部分患者可有腹部压痛、反跳痛。

（2）影像学检查：气钡双重造影显示胃黏膜细微结构时，萎缩性胃炎可出现胃黏膜皱襞相对平坦、减少表现，但近年来随着消化内镜技术的发展，目前胃炎诊断已较少应用上消化道造影。

（3）其他检查

①胃液分析：有助于判断胃泌酸功能。

②血清学检测：慢性萎缩性胃炎血清胃泌素常中度升高，若病变严重，不但胃酸和胃蛋白酶原分泌减少，内因子分泌也减少，导致维生素 B_{12} 相应下降。

③胃镜和活组织检查：诊断慢性胃炎的主要方法，对于疑似慢性胃炎的患者，可从胃镜下取少量病变组织进行病理检查。通过显微镜观察组织的炎症程度、病变性质以及是否有萎缩或肠化等情况，以进一步明确诊断。

④幽门螺杆菌检测：常用的检测方法包括碳 13 和碳 14 呼气试验、粪便抗原检测、血清学抗体检测等。

4. 诊断

慢性胃炎症状无特异性，X 线检查一般只有助于排除其他胃部疾病，故确诊要靠胃镜检查及胃黏膜活组织检查。

5. 治疗

（1）皮捏疗法

①体位：患者取仰卧位，术者立于患者侧面。

②操作手法：摸，充分暴露施术部位，术者用手指或指腹触摸腹部表皮，明确病变部位以及疼痛部位。捏，术者用拇指和食指指腹轻轻夹住患者的疼痛部位，将表皮向向心端轻轻提起，随之松开后再次重复以上操作，以患处局部微微发红为宜。走，走行方向依据具体补泻来选择。

③时间及疗程：治疗时长根据病变范围而定，频率依据具体补泻决定（补：60 ～ 90 次 / 分，泻：90 ～ 120 次 / 分），1 次 / 天，6 次 / 疗程。

（2）谢氏齐针疗法

①体位：患者取仰卧位，术者立于患者侧面。

②取穴：可取足三里、阳陵泉穴区。

③针刺操作：充分暴露腧穴，严格消毒后，通常选取 6 针，依据病情选择合适持针手法，右手拇指、食指、中指同时用力，多针针刺腧穴，疾进疾出，重复上述步骤，直至覆盖整个患区。

④时间及疗程：隔日 1 次，3 次 / 疗程。

（3）皮下针疗法

①体位：患者取仰卧位，术者立于患者侧面。

②取穴：主要为中脘穴、鸠尾穴、天枢穴。

③针刺操作：严格消毒后，对上述部位进行平刺，针刺后可以嘱咐患者站立缓慢行走。

④时间及疗程：1 次 / 天，每次 30 分钟，6 天 / 疗程。

（4）诊疗思路

慢性胃炎一般认为是幽门螺杆菌感染，或者刺激性物质破坏胃黏膜保护屏障，导致胃肠道免疫功能异常，最终损伤黏膜屏障从而发生胃炎，此外应激反应也会引起胃神经功能紊乱，而三联疗法主要通过皮捏、皮下针刺激皮下高速流动的流体的区域；通过对局部进行刺激引起免疫因子的释放，调节全身免疫功能，调节副交感神经功能，促进胃肠道协同蠕动，从而起到修复胃黏膜损伤的作用，最终改善胃炎症状。齐针疗法通过刺激患者皮肤感觉，增多感觉传入提高患者痛阈，从而缓解患者的疼痛症状。

（5）注意事项：嘱患者应注意饮食调理，以清淡、易消化、富含营养的食物为主，避免辛辣、油腻、刺激性的食物。

二、胆石症

胆石症又称胆结石，是指胆道系统包括胆囊或胆管内发生结石的疾病。结石在胆囊内形成后，可刺激胆囊黏膜，不仅可引起胆囊的慢性炎症，当结石嵌顿在胆囊颈部或胆囊管后，还可以引起继发感染，导致胆囊的急性炎症。由于结石对胆囊黏膜的慢性刺激，还可能导致胆囊癌的发生，有报道此种胆囊癌的发生率可达 1% ~ 2%。

1. 病因病机

（1）缺乏运动：长期久坐或卧床，运动活动减少，可导致胆囊肌收缩力下降，胆汁排空延迟，容易造成胆汁淤积，胆固醇结晶析出。并且当人呈一种蜷曲体位时，腹腔内压增大，胃肠道蠕动受限，不利于食物的消化吸收和胆汁排泄；饭后久坐影响胆汁酸的重吸收，致胆汁中胆固醇与胆汁酸比例失调，胆固醇易沉积，均为形成胆结石创造了条件。

（2）体质肥胖：高脂肪、高糖类、高胆固醇的饮品及食物更易导致肥胖的发生，而肥胖是胆结石的重要基础。

（3）饮食不规律：长期饮食不规律，如不吃早餐会使胆汁浓度增加，有利于细菌繁殖，促进胆结石的形成。

（4）肝硬化：与肝硬化患者身体中对雌激素灭活功能降低有关，并且肝硬化者胆囊收缩功能低下、胆囊排空不畅、胆道静脉曲张、血中胆红素升高等多种因素更易形成胆结石。

（5）遗传因素：胆固醇胆石症患者在近亲中经常发生。

2. 临床表现

（1）腹痛：胆石在胆道移行或发生嵌顿梗阻时，可引起胆道痉挛而出现急性发作性胆绞痛。疼痛多在餐后发生，尤其是进油腻食物或腹部受震动易诱发，可痛引肩背。多为阵发性疼痛，或持续性疼痛阵发性加重，可为钝痛、绞痛、剧痛，常伴恶心、呕吐、自汗、发热和寒战。

（2）黄疸：为结石引起胆道梗阻所致。胆绞痛发作后经过一定时间出现的梗阻性黄疸，一般较轻或呈波动性；当结石急性梗阻感染时，则可出现目黄、身黄、尿黄、恶寒、高热不退甚至热厥等。

3. 检查

（1）体格检查：体征常不明显，右上腹胆囊区可有压痛，有时可扪及肿大的胆囊。

（2）影像学检查

① B 超检查：超声检查能够发现结石并明确大小和部位，常作为首选的检查方法。

② CT 检查：不受骨骼、厚层脂肪组织、胃肠道内积气的影响，分辨率高，与超声检查有较好的互补性。

③ MRI 和 MRCP 检查：MRI 检查可结合超声检查应用于胆囊结石的诊断，主要优势在于可判断胆管内是否存在结石，避免遗漏胆管结石，而超声检查用于胆总管下段结石的检查时极易受肠气干扰而失败。MRCP 能较清晰显示胆囊及肝外胆管结石病变及梗阻部位。

④经皮经肝胆管造影（PTC）：比较直观地显示肝内胆管结石的分布情况和肝内胆管的狭窄或扩张情况，对诊断和治疗具有指导意义。结合 B 超和 CT 检查结果，更有价值。必要时可以行 PTCD 引流减压胆管。

⑤经内镜逆行胰胆管造影（ERCP）：肝外胆管无阻塞时可显示肝内结石的情况。

（3）其他检查

①血常规、生化检查：当合并炎症时，白细胞计数及中性粒细胞比例明显升高。胆（肝）总管梗阻时，血清总胆红素及结合胆红素增高，血清转氨酶和碱性磷酸酶升高。

②尿常规：尿液检查可出现尿胆红素升高、尿胆原降低甚至消失。

③粪常规：粪中尿胆原可减少。

4. 诊断

结合临床表现和相关检查即可诊断。

5. 治疗

（1）皮捏疗法

①体位：患者取仰卧位，术者立于患者右侧面。

②操作手法：摸，充分暴露施术部位，术者用手指或指腹触摸右上腹部胆

囊及胆管表皮投射区域以及疼痛部位，明确病变部位以及疼痛部位。捏，术者用拇指和食指指腹轻轻夹住患者的疼痛部位，将表皮向向心端轻轻提起，随之松开后再次重复以上操作，以患处局部微微发红为宜。走，走行方向依据具体补泻来选择。

③时间及疗程：治疗时长根据病变范围而定，频率依据具体补泻决定（补：60～90次/分，泻：90～120次/分），1次/天，急性期3次/疗程。

（2）谢氏齐针疗法

①体位：患者取仰卧位，术者立于患者患侧。

②取穴：双侧胆囊穴。

③针刺操作：充分暴露腧穴，严格消毒后，通常选取6针，采取排刺手法，右手拇指、食指、中指同时用力，多针针刺腧穴区，疾进疾出，重复上述步骤，直至覆盖整个患区。

④时间及疗程：隔日1次，3次/疗程。

（3）皮下针疗法

①体位：患者取仰卧位，术者立于患者患侧。

②取穴：主穴取双侧胆囊穴、肝俞、胆俞穴区；也可以痛点为中心，用叠瓦针法在患区覆盖施针。

③针刺操作：严格消毒后，对上述部位进行平刺，针刺后可以嘱咐患者站立缓慢行走。

④时间及疗程：1次/天，每次30分钟，6天/疗程。

（4）诊疗思路：胆系结石一般系胆汁吸收异常，引起胆囊内结晶，不断刺激胆囊黏膜，导致局部感染，出现慢性炎症及疼痛症状。皮捏疗法通过刺激患者皮肤感觉，起到放松舒缓的作用，缓解患者的痛苦感，此外还可促进胃肠道局部血液循环及胃肠道蠕动，加快代谢；齐针疗法主要通过增加刺激量，提高患者痛阈，缓解疼痛症状，同时刺激相关穴位改善胆囊收缩功能，促进胆汁循环，再通过皮下针的物理刺激，启动局部甚至全身免疫，促进胆囊内胆汁的吸收，改善胆道痉挛所引起的症状。

（5）注意事项：三联疗法适用于胆石症引起疼痛的辅助治疗，以不引起患者疼痛为宜。

三、呃逆

呃逆俗称"打嗝"，指气从胃中上逆，喉间频频作声，声音急而短促，是一个生理上常见的现象，由横膈膜痉挛收缩引起的。健康人也可发生一过性呃逆，多与饮食有关，特别是饮食过快、过饱，摄入过热或冷的食物饮料、饮酒等，外界温度变化和过度吸烟亦可引起。呃逆频繁或持续 24 小时以上，称为难治性呃逆。

1. 病因病机

呃逆发作时，膈肌多呈阵发性痉挛、每分钟数次或数十次，多由胃部过度膨胀、胃肠温度骤降、过量食物摄入，以及突然兴奋或情绪变化、电解质紊乱、药物性呃逆等引起。若呃逆出现在急、慢性疾病过程中，多病情较重，如见于神经性脑部病变（脑炎、脑肿瘤、脑血管意外及破伤风）、中毒性及刺激周围神经性病变（肿瘤、肺胃肠疾病）。产生机制非常复杂且不明确，涉及中枢和外周神经系统内的多种神经递质和解剖结构。

2. 临床表现

（1）典型症状

①反复打嗝：这是呃逆最典型的症状，表现为声门出现不适感，并伴随发出"呃呃"声。打嗝可能突然发作，每分钟数次到数分钟一次，持续时间可以从几分钟到几个月不等。一过性的呃逆通常持续时间短暂，不需要特殊处理。当呃逆持续超过 48 小时不缓解时，被称作顽固性呃逆。

②肋间肌与膈肌痉挛性收缩：是呃逆时伴随的生理现象，表现为肌肉的不自主收缩。

（2）伴随症状

①胃肠道功能所致的呃逆：在呃逆的同时，可能伴有腹痛、腹胀、食欲减退、恶心呕吐等症状。

②中枢神经系统所致的呃逆：在呃逆的同时，可能伴有偏瘫、截瘫或半身麻木等症状。这通常与中枢神经系统疾病有关。

③其他原因所致的呃逆：食管肿瘤引起的呃逆，还可能表现为吞咽困难、说话含糊不清等；肾功能不全患者引起的呃逆，可能伴有无尿或少尿等症状；

纵隔肿瘤的患者，可能伴有胸痛、发热、咳嗽、呼吸困难等症状。

3. 检查

（1）体格检查

①观察患者有无因癔症而连续吞气现象。

②胸肺部检查：如胸部有无胸腔积液的体征、有无啰音、胸膜摩擦音以排除胸肺疾病。

③腹部检查：注意有无胃肠型、蠕动波，肝脾是否肿大，腹膜刺激征，有无肿块，以排除腹部疾患。

④神经检查：注意肢体活动情况，神经反射情况，有无病理反射出现。

（2）影像学检查

①X 线检查：胸部平片对肺炎、肺肿物、胸膜病变及纵膈肿物具有重要意义。胸部透视可观察膈肌活动情况。腹平片有助于诊断诊断肠梗阻、消化道穿孔、胃肠积气。

②胸部 CT 检查：排除膈神经受刺激的疾病。疑中枢神经病变时可做头部 CT、磁共振、脑电图等检查。

（3）其他检查

①血、尿、便常规检查：血常规检查了解有无感染，大便隐血试验有助于排除胃部疾病。

②生化检查：了解有无电解质紊乱，血中非蛋白氮、肌酐是否增高，检测血尿淀粉酶排除胰腺炎，必要时可做脑脊液检查。

③肿瘤标志物：可疑为恶性肿瘤时，可做相应的肿瘤标志物检查，如可疑肝癌可查甲胎蛋白。

④心电图：有助于和心脏疾病初步鉴别。

4. 治疗

（1）皮捏疗法

①体位：患者取仰卧位，术者立于患者患侧。

②操作手法：摸，充分暴露腹部，术者用手指或指腹触摸腹部表皮，明确膈肌体表投影部位。捏，术者用拇指和食指指腹轻轻夹住表皮，将表皮向向心端轻轻提起，随之松开后再次重复以上操作，以患处局部微微发红为宜。走，

走行方向依据具体补泻来选择。

③时间及疗程：治疗时长根据病变范围而定，频率依据具体补泻决定（补：60~90次/分，泻：90~120次/分），1次/天，3次/疗程。

（2）谢氏齐针疗法

①体位：患者取卧位，术者立于患者侧面。

②取穴：选取内关、足三里、合谷穴区。

③针刺操作：充分暴露腧穴，严格消毒后，通常选取6针，依据病情选择合适持针手法，右手拇指、食指、中指同时用力，多针针刺腧穴，疾进疾出，重复上述步骤，直至覆盖整个患区。

④时间及疗程：隔日1次，3次/疗程。

（3）皮下针疗法

①体位：患者取半坐位或仰卧位。

②取穴：选取上脘、天突、膻中穴。

③针刺操作：严格消毒后，对上述部位进行平刺，针刺后可以嘱咐患者站立缓慢活动针刺部位。

④时间及疗程：1次/天，每次30分钟，6天/疗程。

（4）诊疗思路：呃逆的产生主要是因为膈肌的异常收缩、痉挛引起空气被迅速吸进肺内，而两条声带骤然收窄引起异常声响。皮捏疗法相应穴位，理气和胃，降气平呃，宽胸利膈，畅通三焦气机；齐针疗法通过强刺激可调节和扭转膈肌的异常收缩痉挛，缓解呃逆症状，同时再通过持续的皮下针刺激，调节免疫，维持疗效，从而改善症状。

（5）注意事项

①患者在治疗期间应注意避免诱发因素，如食用刺激性食物、过度劳累等。

②注意保持良好的心态，积极配合治疗。

四、呕吐

呕吐是由于延髓的呕吐中枢和化学感受器触发区受到刺激而发生的反射性腹壁肌肉和膈肌收缩、幽门括约肌和下食管括约肌松弛、舌根下收、声门关闭和后咽部开放，致使腹内压和胸内负压增大，胃甚至小肠内容物经食管和口腔排除体外的现象。

1. 病因病机

（1）反射性呕吐：①咽部受到刺激，如吸烟、剧咳、鼻咽部炎症或溢脓等。②胃、十二指肠疾病，急慢性胃肠炎、消化性溃疡、功能性消化不良、急性胃扩张或幽门梗阻等。③肠道疾病，急性阑尾炎、各型肠梗阻、急性出血坏死性肠炎等。④肝胆胰疾病，急性肝炎、肝硬化、肝淤血、急慢性胆囊炎或胰腺炎等。⑤腹膜及肠系膜疾病，如急性腹膜炎。⑥其他疾病，如肾输尿管结石、急性肾盂肾炎、急性盆腔炎等，急性心肌梗死早期、心力衰竭、青光眼、屈光不正等亦可出现恶心、呕吐。

（2）中枢性呕吐

①神经系统疾病：颅内感染，如各种脑炎、脑膜炎、脑脓肿。脑血管疾病，如脑出血、脑栓塞、脑血栓形成、高血压脑病及偏头痛等。颅脑损伤，如脑挫裂伤或颅内血肿。癫痫，特别是持续状态。

②全身性疾病：尿毒症、肝昏迷、糖尿病酮症酸中毒、甲亢危象、甲状旁腺危象、肾上腺皮质功能不全、低血糖、低钠血症及早孕均可引起呕吐。药物，如某些抗生素、抗癌药、洋地黄、吗啡等可因兴奋呕吐中枢而致呕吐。中毒，如乙醇、重金属、一氧化碳、有机磷农药、鼠药等中毒均可引起呕吐。精神因素，如胃神经症、癔症、神经性厌食等。

（3）前庭障碍性呕吐：呕吐伴有听力障碍、眩晕等耳科症状者，需考虑前庭障碍性呕吐。常见疾病有迷路炎，是化脓性中耳炎的常见并发症；梅尼埃病，为突发性的旋转性眩晕伴恶心呕吐；晕动病，一般在航空、乘船和乘车时发生。

2. 临床表现

（1）呕吐的时间：育龄妇女晨起呕吐见于早期妊娠，亦可见于尿毒症、慢性酒精中毒或功能性消化不良；鼻窦炎患者因起床后脓液经鼻后孔流出刺激咽部，亦可致晨起恶心、干呕；晚上或夜间呕吐多见于幽门梗阻。

（2）呕吐与进食的关系：进食过程中或餐后即刻呕吐，可能为幽门管溃疡或精神性呕吐；餐后1小时以上呕吐称延迟性呕吐，提示胃张力下降或胃排空延迟；餐后较久或数餐后呕吐，见于幽门梗阻，呕吐物可有隔夜宿食；餐后近期呕吐，特别是集体发病者，多由食物中毒所致。

（3）呕吐的特点：进食后立刻呕吐，吐后又可进食，长期反复发作而营养状态不受影响，多为神经官能性呕吐。喷射状呕吐多为颅内高压性疾病。

（4）呕吐物的性质：带发酵、腐败气味提示胃潴留；带粪臭味提示低位小肠梗阻；不含胆汁提示梗阻平面多在十二指肠乳头以上，含多量胆汁则提示在此平面以下；含有大量酸性液体者多有胃泌素瘤或十二指肠溃疡，无酸味者可能为贲门狭窄或贲门失弛缓症所致。上消化道出血常呈咖啡色样呕吐物。

3. 检查

（1）体格检查：对呕吐患者应进行全面、系统的体检，特别注意神经系统体征，注意有无发热、全身毒血症状、酸中毒呼吸、酮味、尿味、肝臭，观察有无心肌梗死，腹部检查有无胀气、肠型、肝脾肿大、腹块、肠蠕动波、肠鸣音和压痛部位。

（2）影像学检查

①腹部 B 超：查看患者的腹部脏器是否存在异常情况。

②腹部 CT：可通过腹部 CT 查看患者的腹腔脏器有无感染性病变或占位性病变。

③核磁共振：通过核磁共振可检查患者是否有炎症、肿瘤、坏死病灶，对于神经系统、胸部、腹部各种疾病的诊断有重要价值。

（3）其他检查

①呕吐物检查：应注意每日呕吐量、有无血或胆汁、有无隔夜食物残渣。

②细菌培养：疑为细菌性食物中毒患者。

③毒物检验分析：疑为毒物性食物中毒。

④肝功能：疑为病毒性肝炎患者。

⑤尿液妊娠试验：疑为早孕者。

⑥心电图：通过心电图初步检查患者的心脏功能是否存在异常情况。

⑦胃镜检查：通过胃镜能清晰地观察食管、胃、十二指肠球部甚至降部的黏膜状态，有利于胃肠道疾病的诊断。

4. *治疗*

（1）皮捏

①体位：患者取仰卧位，术者立于患者患侧。

②操作手法：摸，充分暴露施术部位，术者用手指或指腹触摸腹部胃投影区表皮。捏，术者用拇指和食指指腹轻轻夹住表面皮肤，将表皮向向心端轻轻提起，随之松开后再次重复以上操作，以患处局部微微发红为宜。走，走行方向依据具体补泻来选择。

③时间及疗程：治疗时长根据病变范围而定，频率依据具体补泻决定（补：60～90次/分，泻：90～120次/分），1次/天，急性期3次/疗程。

（2）谢氏齐针疗法

①体位：患者取仰卧位，术者立于患者患侧。

②取穴：选取足三里、内关穴、合谷穴区。

②针刺操作：充分暴露腧穴，严格消毒后，通常选取6针，依据病情选择合适持针手法，右手拇指、食指、中指同时用力，多针针刺腧穴，疾进疾出，重复上述步骤，直至覆盖整个患区。

④时间及疗程：隔日1次，6次/疗程。

（3）皮下针疗法

①体位：患者取仰卧位，术者立于患者侧面。

②取穴：鸠尾穴、中脘穴、天枢穴。

③针刺操作：严格消毒后，对上述部位进行平刺，针刺后可以嘱咐患者站立缓慢活动。

④时间及疗程：1次/天，每次30分钟，6天/疗程。

（4）诊疗思路：呕吐主要是由于咽部受到刺激或中枢神经系统异常导致局部反应过激出现的呕吐反应，导致呕吐的病因较多。皮捏疗法调节交感神经功能异常，和胃降逆，理气止呕，从而缓解症状；齐针刺激相关穴位，改善咽部肌肉的异常收缩和痉挛，降低过激反应，减少咽喉部的异常刺激，再通过皮下针的物理刺激，启动局部甚至全身免疫，减少周围和外周对咽部的异常信号传导，减轻呕吐症状的发生。

（5）注意事项：三联疗法适用于各类疾病引起的恶心、呕吐及神经性呕吐的预防性应用，也可用于化疗药物引起呕吐的患者，配合止吐药物效果更佳。

五、直肠功能障碍（便秘、腹泻）

肠道功能紊乱又称胃肠神经官能征，是一种胃肠综合征，患者多表现为胃肠的运动与分泌机能失调，但无器质性病理改变，不包括其他系统疾病引起的胃肠道功能紊乱。主要为高级神经活动发生障碍引起自主神经系统功能异常所导致。

1.病因病机

慢性非器质性肠功能紊乱疾病的发生多与精神、饮食、环境刺激及肠道动力学等因素密切相关。可分为五个亚型：

（1）肠易激综合征（IBS）

①胃肠道动力紊乱：肠道动力变化是 IBS 症状发生的重要病理生理基础。以腹泻为主的 IBS 患者呈肠道动力亢进的表现，小肠传输时间显著缩短，结肠动力指数和高幅推进性收缩的均值和最大值均明显提高。便秘型 IBS 则正好相反，表现为肠道动力不足。

②内脏感觉异常：研究发现 IBS 患者多数具有对管腔（直肠）扩张感觉过敏的临床特征，其平均痛觉阈值下降，直肠扩张后的不适程度增强或有异常的内脏—躯体放射痛，提示脊髓水平对内脏感觉信号处理的异常。

③中枢感觉异常：研究表明，IBS 患者其内脏疼痛的中枢通路与正常人有所不同，且腹泻型 IBS 与便秘型 IBS 之间的大脑反应区也有所不同。

④脑 - 肠轴调节异常：IBS 患者存在中枢神经系统对肠道传入信号的处理及对肠神经系统的调节异常。

⑤肠道感染与炎症反应：研究显示，急性肠道感染后发生 IBS 的概率大大增高，因此肠道急性感染被认为是诱发 IBS 的危险因素之一。肠道感染引起的黏膜炎症反应，通透性增加及免疫功能激活与 IBS 发病的关系值得进一步研究。

⑥精神心理因素：IBS 患者常有焦虑、紧张、抑郁等心理异常。同时精神心理应激也可诱发或加重 IBS 症状，说明精神心理因素与 IBS 有密切的关系。

（2）功能性腹胀气：本病包括一组功能性肠紊乱症状，主要是感觉腹胀或胀气，且不符合其他功能性胃肠紊乱的诊断标准，临床上女性多见。

（3）功能性便秘：本病是一组以持续性或间断性排便困难为临床表现的功能性肠病。女性较为常见，并随年龄增长而有增多趋势。

（4）功能性腹泻：本病是一种表现为不伴腹痛，持续性或复发性解软便、水样便的病症。

（5）非特异性功能性肠紊乱：是功能性肠道症状不符合上述分类功能性肠道的病症。

2. 临床表现

腹痛、腹胀、排便习惯和大便性状异常等为临床表现。

3. 检查

（1）便秘

①体格检查：一般无阳性体征发现。便秘患者直肠指检发现直肠肿瘤、炎症、脱垂、狭窄、粪块、痔疮、肛裂、肛门括约肌痉挛或松弛等有助于病因诊断。

②影像学检查：钡餐 X 线检查适用于了解钡剂通过胃肠道的时间、小肠与结肠的功能状态。

③其他检查：粪便检查有助于病因和病原学诊断；胃肠镜检查对上消化道、结肠肿瘤等病变具有重要诊断价值。

（2）腹泻

①体格检查：一般检查包括生命体征、脱水、营养、贫血情况以及皮肤有无潮红、出血，淋巴结有无肿大等；腹部检查通过视诊观察患者腹部外形，触诊判断有无腹部肿块、压痛等，听诊判断肠鸣音有无异常；直肠指检对于慢性腹泻伴大便出血者尤为重要。

②影像学检查：X 线钡剂检查和腹部平片可显示胃肠道病变，评估肠道动力状态等；超声检查，可了解有无肝胆胰疾病；MRI 检查，肠道磁共振成像有助于观察肠壁、肠腔形态。胰胆管磁共振成像对诊断胰胆管、胆囊病变有很高的诊断价值；选择性血管造影和 CT 检查，对诊断消化系统肿瘤如肝癌、胰腺癌等有价值。

③其他检查：粪便常规检查、粪便培养、血常规检查、血生化检查、血培养、血胃肠激素或多肽测定、胃肠镜检查、病理活检等辅助检查有助于明确病因。

4.**诊断**

本病系一种排除性诊断，需进行相关辅助检查排除由器质性疾病所致后方可诊断。

5.**治疗**

（1）皮捏疗法

①体位：患者取仰卧位，术者立于患者患侧。

②操作手法：摸，充分暴露施术部位，术者用手指或指腹触摸腹部表皮，明确是否存在疼痛部位。捏，术者用拇指和食指指腹轻轻夹住患者的疼痛部位，将表皮向向心端轻轻提起，随之松开后再次重复以上操作，以患处局部微微发红为宜。走，走行方向依据具体补泻来选择。

③时间及疗程：治疗时长根据病变范围而定，频率依据具体补泻决定（补：60～90次/分，泻：90～120次/分），1次/天，6次/疗程。

（2）谢氏齐针疗法

①体位：患者取仰卧或俯卧位，术者立于患者患侧。

②取穴：脾俞穴、大肠俞穴、小肠俞穴。

③针刺操作：充分暴露腧穴，严格消毒后，通常选取6针，右手拇指、食指、中指同时用力，多针针刺腧穴，疾进疾出，重复上述步骤，直至覆盖整个患区。

④时间及疗程：隔日1次，3次/疗程。

（3）皮下针疗法

①体位：患者取仰卧位，术者立于患者患侧。

②取穴：天枢穴、足三里穴。

③针刺操作：严格消毒后，对上述腧穴进行针刺，自上而下平刺进针；可调节进针角度与深度，进针后以无疼痛感及异物感为佳。

④时间及疗程：1次/天，每次30分钟，6天/疗程。

（4）诊疗思路：目前认为肠功能紊乱主要系机体高级神经活动障碍引起自主神经功能异常，导致肠道蠕动或分泌功能出现问题所致。皮捏治疗通过刺激特定部位的皮肤，增强相应皮节段的胃肠的刺激，调节胃肠节段的蠕动和分泌协同；同时改善血液，促进局部血液的微循环；齐针刺激相关穴位，改变整个腹腔肌肉力量，促进腹腔内压力的自我调节，改善胃肠的物理和化学变化，再通过皮下针的持续物理刺激，启动和调节机体的免疫反应，促进异常免疫反应的消除，调节自主神经系统功能，巩固胃肠的正常蠕动和分泌，从而改善症状。

（5）注意事项：治疗前避免过饥过饱及饮酒，尽量排空大小便，出现便意会分散针感，也可能提前结束治疗，影响疗效。

六、肥胖症

肥胖症是一组常见的代谢症候群。当人体进食热量多于消耗热量时，多余热量以脂肪形式储存于体内，其量长期超过正常生理需要量后逐渐演变为肥胖症。正常男性成人脂肪组织重量占体重的 15% ～ 18%，女性占 20% ～ 25%。随年龄增长，体脂所占比例相应增加。如无明显病因者称单纯性肥胖症，有明确病因者称为继发性肥胖症。根据《亚太区肥胖的重新定义和处理》的指导性手册，成年人 BMI 指数 ≥28 被定义为肥胖，肥胖是冠心病和脑卒中发病的独立危险因素，严重单纯性肥胖的患者，也可伴有血脂、血糖、血压、同型半胱氨酸等代谢异常，并伴发各种慢性代谢性疾病。

1. 病因病机

肥胖的病因具有多样性，外因以饮食过多而活动过少为主。热量摄入多于热量消耗，使脂肪合成增加是肥胖的物质基础。内因为脂肪代谢紊乱而致肥胖。遗传因素、环境因素、内分泌调节异常、炎症甚至肠道菌群紊乱都被认为与肥胖症有关；我国肥胖症患病率逐年增加，常见以运动、饮食习惯等生活方式为主要原因的单纯性肥胖，也有因遗传因素、内分泌代谢因素等多重作用的继发性肥胖。

2. 临床表现

单纯性肥胖可见于任何年龄，约 1/2 成年肥胖者有幼年肥胖史，体重一般呈缓慢增加（女性分娩后除外）。短时间内体重迅速地增加，应考虑继发性肥胖。男性脂肪分布以颈项部、躯干部和头部为主，而女性则以腹部、下腹部、胸部乳房及臀部为主。

肥胖者的特征是身材外型矮胖、浑圆，脸部上窄下宽，双下颏，颈粗短，向后仰头枕部皮褶明显增厚。胸圆，肋间隙不显，双乳因皮下脂肪厚而增大。站立时腹部向前凸出而高于胸部平面，脐孔深凹。短时间明显肥胖者在下腹部两侧、双大腿和上臂内侧上部和臀部外侧可见细碎紫纹或白纹。儿童肥胖者外生殖器埋于会阴皮下脂肪中而使阴茎显得细小而短。手指、足趾粗短，手背因脂肪增厚而使掌指关节突出处皮肤凹陷，骨突不明显。

轻度单纯性肥胖以脂肪过度蓄积、体重超重为临床表现，中重度单纯性肥胖症患者多有怕热，活动能力降低，在超重的基础上，还可能会有气促、肌肉酸痛、关节疼痛、睡眠呼吸暂停等躯体症状。具体症状及分级见表 5-1。

表 5-1　肥胖的症状与分级

分组	BMI	腰围	体脂含量	内脏脂肪面积
轻度	$28 \sim 32kg/cm^2$	男性腰围 ≥90cm、女性腰围 ≥85cm，或男性、女性腰臀比 > 1.0 即诊断为腹型肥胖。	男性体脂 ≥25%，女性体脂 ≥30% 视为肥胖。	内脏脂肪面积 ≥80cm² 诊断为腹型肥胖。
中度	$33 \sim 34kg/cm^2$			
重度	$34kg/cm^2$ 以上			

3. 检查与诊断

（1）测量体重、身高，计算 BMI；测量腰围、臀围，计算腰臀比。

（2）体脂含量：双能 X 线吸收法、生物电阻抗发等。

（3）内脏脂肪面积：作为腹型肥胖诊断"金标准"，常用腹部 CT 和 MRI 进行检测。

4. 治疗

（1）皮捏疗法

①体位：患者取坐位或站位，术者立于患者侧面。

②操作手法：摸，充分暴露施术部位，术者用手指或指腹触摸腹部表皮。捏，术者用拇指和食指指腹轻轻夹住，将表皮向向心端轻轻提起，随之松开后再次重复以上操作，以患处局部微微发红为宜。走，走行方向依据具体补泻来选择。

③时间及疗程：治疗时长根据病变范围而定，频率依据具体补泻决定（补：60 ~ 90 次 / 分，泻：90 ~ 120 次 / 分），1 次 / 天，6 次 / 疗程。

（2）谢氏齐针疗法

①体位：患者取坐位或站位，术者立于患者患侧。

②取穴：足三里穴、天枢穴、中脘穴区。

③针刺操作：充分暴露腧穴，严格消毒后，通常选取6针，右手拇指、食指、中指同时用力，多针针刺腧穴，疾进疾出，重复上述步骤，直至覆盖整个患区。

④时间及疗程：隔日1次，3次/疗程。

（3）皮下针疗法

①体位：患者取坐位或站位，术者立于患者侧面。

②取穴：足三里穴、天枢穴、中脘穴、带脉穴。

③针刺操作：严格消毒后，对上述腧穴进行针刺，自上而下平刺进针；可调节进针角度与深度，进针后以无疼痛感及异物感为佳，固定后可携针活动。

④时间及疗程：留针24～48小时，2天/1次，6天/疗程。

（4）诊疗思路：肥胖症主要系机体代谢异常导致人体能量以脂肪的形式大量堆积所致。皮捏治疗通过对浅表皮肤的不断刺激，使感觉传入不断增加，促进机体对脂肪堆积发生反应，减轻肥胖症状；齐针的持续物理刺激直接作用于脂肪组织，促进机体局部组织的舒缩运动，加强局部脂肪的代谢和消耗，再通过皮下针调节机体免疫，脂肪异常沉积作为一种信号传导至中枢，再以负反馈的形式促进机体脂肪的代谢，从而改善肥胖症状。

（5）注意事项：适量运动，针刺治疗与适量运动饮食控制相结合，可以增加减肥效果。建议患者在治疗期间进行有氧运动如跑步、游泳等，以及力量训练如瑜伽等。

（张志琦）

第二节　其他内科疾病

一、慢性咳嗽

咳嗽时间持续≥8周以上，X线胸片无明显肺疾病证据的咳嗽称为慢性咳嗽，咳嗽往往是患者唯一就诊症状。慢性咳嗽是呼吸系统常见的临床症状之一。

1.病因病机

各种鼻、咽、喉及肺部疾病为慢性咳嗽最常见病因，胃食管反流性疾病也可引起慢性咳嗽。气道慢性炎症是慢性咳嗽的重要发病机制之一，气道慢性炎症致气道长期处于高反应性状态，咳嗽感受器敏感度明显增加，容易诱发咳嗽。主要表现为气道对各种刺激因子如变应原、理化因素、运动、药物等呈现的高度敏感状态，患者即使在接触轻微刺激时，也容易出现咳嗽症状。

2.临床表现

慢性咳嗽可表现为干咳或湿咳，持续时间可为慢性连续性，可能在特定的体位下或活动后加剧，可能伴有发热、咳痰、喘息、气促、胸痛、体重下降等症状，也可由于病因不同伴有对应器官的炎性症状，如鼻咽部的干燥、瘙痒、异物感或疼痛，或反酸、烧心感等。

3.检查

（1）体格检查

①一般情况观察：观察患者的呼吸频率是否增快或减慢，有助于判断病情严重程度；发绀情况：注意患者是否有口唇、指甲等部位发绀现象，排除患者缺氧情况。

②胸部查体：肺部听诊，判断是否存在湿啰音、哮鸣音等异常声音，与肺部炎症、哮喘等病变有关；心脏听诊与叩诊：对心脏进行听诊和叩诊，了解心率、节律的变化，以及是否存在心脏杂音等异常情况；胸部叩诊：判断是否存在肺部炎症、胸腔积液等异常情况。

③其他观察点：患者咳嗽的表现，如咳嗽的频率、声音、是否伴有咳痰等，有助于初步评估患者病症类型；注意患者是否有其他伴随症状，如发热、喘息、气促等，这些症状可能与咳嗽的原因相关。

（2）影像学检查：是评估咳嗽病因的重要手段，其中X线摄片、胸部CT扫描和正电子发射体层扫描是最常用的检查方法。同时，其他检查方法如鼻镜检查和MRI扫描也可以提供有价值的诊断信息。

①X线摄片：观察肺部、支气管等呼吸道组织是否存在感染、钙化、异常性增生等情况，有利于确定炎症或囊肿等病变位置和范围，对于肺部疾病的

初步筛查和诊断具有重要意义。

②胸部 CT 扫描：发现癌症或肺炎等类型病症的迹象，更清晰地观察肺内弥漫性间质性病变。具有无影像重叠和扫描密度分辨率高的优越性，能发现隐匿部位存在的肺癌病灶，对于肺癌的诊断具有重要价值。

③正电子发射体层扫描（PET）：当怀疑咳嗽与肺癌有关时，用于精准确定肺部肿瘤原发病灶位置，以及肿瘤早期转移灶，对于肺癌的诊断和分期具有重要价值。

④鼻镜检查：将细管插入喉咙或鼻腔以查看上呼吸道的内部，排查鼻腔、咽喉或其他上呼吸道组织是否存在炎症或其他类型病变的可能性。

⑤ MRI 扫描：观察肺部内部血管成像，更好了解肺部病灶组织供血以及血流状况，更利于后续治疗。

（3）实验室检查

①痰液检查：有助于发现结核分枝杆菌、真菌、细菌、癌细胞等。

②血常规：有助于推断出是否感染。

（4）其他检查

①肺功能检查：支气管舒张试验和激发试验有助于诊断上气道咳嗽综合征、咳嗽变异型哮喘。

②纤维支气管镜：常见病处理效果不佳或怀疑有肿瘤气管－支气管结核者可行纤维支气管镜检查。

4. 诊断

持续性咳嗽：咳嗽持续两三个月未愈，且止咳药无效，可能是肺部疾病的前兆；痉挛性咳嗽：表现为剧烈阵咳，常见于百日咳及腺病毒感染；刺激性咳嗽：频繁咳嗽且带有刺激性，可能是支气管炎或支气管哮喘的表现。

5. 治疗

（1）皮捏疗法

①体位：患者取俯卧位，术者立于患者侧面。

②操作手法：摸，充分暴露施术部位，术者用指腹触摸肺经或气管表皮投影区。捏，术者拇指和食指指腹轻轻夹住患者上述表皮，将表皮轻轻向向心端提起，随之松开后再次重复以上操作，以患处局部微微发红为宜。走，走行方

向依据具体补泻来选择。

③时间及疗程：治疗时长根据病变范围而定，频率依据具体补泻决定（补：60～90次/分，泻：90～120次/分），1次/天，急性期3次/疗程，慢性期6次/疗程。

（2）谢氏齐针疗法

①体位：患者取坐位，术者立于患者背面。

②取穴：尺泽、鱼际穴区。

③针刺操作：充分暴露腧穴，严格消毒后，通常选择6针，右手拇指、食指、中指同时用力，多针针刺腧穴，疾进疾出，重复上述步骤，直至覆盖整个穴区。

④时间及疗程：隔日1次，3次/疗程。

（3）皮下针疗法

①体位：患者取坐位或站位，术者立于患者侧面。

②取穴：膻中、廉泉、天突穴。

③针刺操作：严格消毒后，对上述部位进行平刺，针刺后嘱咐患者深呼吸。

④时间及疗程：留针30分钟，1次/天，6天/疗程。

（4）诊疗思路：从慢性咳嗽的病因病机角度出发，一般认为咳嗽是一种保护性的反射，外界的异常刺激（比如细菌、病毒、刺激性气体、胃酸）或者上呼吸道的高反应性，产生咳嗽来保护机体。三联疗法通过齐针疗法物理刺激呼吸相关肌肉，提高呼吸肌的做功能力，再通过皮捏、皮下针刺激皮肤和皮下层，启动全身免疫反应，调动机体的自我修复能力，从而改善患者的呼吸功能。

（5）注意事项：治疗期间避免食用辛辣、油腻等刺激性食物。

二、输尿管结石

输尿管结石一般是肾结石在排出过程中，暂时受阻在输尿管的狭窄处所致，常伴有肾绞痛、血尿等症状，原发性输尿管结石较少见。

1.病因病机

（1）不良饮食习惯：高蛋白质、高盐、高胆固醇和低纤维素的饮食易导致结石的形成；摄入过多的脂肪、嘌呤、草酸、钙、磷、微量元素和维生素等也可能为结石的形成提供成分来源；喜欢进食草酸含量较高的食物，如菠菜和香菜，且日常饮水较少，可能会增加尿液中草酸的含量，增加结石的发病可能性。

（2）水分摄入不足：身体缺乏水分会导致尿液浓缩，容易形成结晶并最终形成结石；任何破坏水的摄入量与损失量平衡的因素，如出汗过多，都会使尿液中钙和盐的过饱度增加，有利于结石的形成。

（3）遗传因素：输尿管结石具有一定的家族遗传倾向，某些遗传性疾病，如胱氨酸尿症，也可能诱发结石形成。

（4）疾病状态：患有尿路感染等泌尿系统疾病，以及男性前列腺肥大者，都可能会让尿路通畅度受到影响，增加结石形成的可能性。

（5）代谢异常：如特发性高尿钙等，也可能成为结石的诱因。

（6）药物因素：某些药物的不当使用，如长期大量口服维生素 D、肾上腺皮质激素、阿司匹林以及乙酰脞胺等，可能会影响到尿液中草酸排量，诱发输尿管结石。

（7）其他因素：身体过度肥胖、环境因素（如长期处于高热、潮湿的工作环境）、活动不足等也可能对结石的形成产生影响；尿路梗阻也是输尿管结石的一个重要原因，由于输尿管管腔狭窄，小的结石容易在这些狭窄部位停留造成嵌顿。

2. 临床表现

（1）腰部绞痛：肾绞痛是输尿管结石的典型症状，常在运动后或夜间突然发生一侧腰背部剧烈疼痛，常形容为"刀割样疼痛"，同时可出现下腹部及大腿内侧疼痛、恶心呕吐、面色苍白等。

（2）血尿：约 80% 患者出现血尿，部分患者可出现肉眼血尿。

（3）发热：输尿管结石也可诱发细菌感染，导致肾积脓、高热。

3. 检查

（1）体格检查：疼痛发作时，进行肋脊区叩诊，可有压痛、叩击痛。输尿管走行区域可有深压痛，一般无腹膜刺激征，若伴有尿液外渗，也可出现压痛、反跳痛、肌紧张等腹膜刺激征表现。

（2）影像学检查

①超声检查：作为首选，能显示结石的高回声及其后方的声影，亦能显示结石梗阻引起的肾积水及肾实质萎缩等。

②尿路平片：诊断输尿管结石的基本方法。能够大致地确定结石的位置、形态、大小和数量，并且通过结石影的明暗初步提示结石的化学性质。

③静脉尿路造影：可进一步明确结石的诊断以及了解尿路梗阻和肾功损害的程度，同时可发现导致结石形成的潜在性局部因素，如输尿管狭窄和瓣膜等。

④逆行尿路造影：能显示输尿管结石的部位、大小和梗阻程度，可了解结石以下的输尿管有否梗阻病变。属于有创检查，一般不作为初始诊断手段。

⑤螺旋 CT：适用于输尿管绞痛发作时普通影像学检查未能确诊的结石。

（3）其他检查

①血液分析：白细胞增高到 $13 \times 10^9/L$ 以上，提示存在尿路感染。

②血电解质、尿素值和血肌酐：检查肾功能是否受损。

③尿液分析：可以检测到肉眼或镜下血尿；并发感染时有脓尿；检测尿液的酸碱程度，可以间接反映结石的成分。

④结石成分分析：确定结石性质，同时便于医生制定治疗方法和预防措施。

⑤输尿管镜：当尿路平片未能显示出结石，或静脉尿路造影有充盈缺损而不能确诊时，可借助输尿管镜来明确诊断。

4. 诊断

结合临床症状和辅助检查可确诊。

5. 治疗

（1）皮捏疗法

①体位：患者取俯卧位，术者立于患者侧面。

②操作手法：摸，充分暴露施术部位，术者用手指或指腹触摸输尿管走行表皮投影，明确疼痛部位。捏，术者用双手拇指指腹轻轻夹住患者的疼痛部位，将表皮向向心端轻轻提起，随之松开后再次重复以上操作，以患处局部微微发红为宜。走，走行方向依据具体补泻来选择。

（2）谢氏齐针疗法

①体位：患者取俯卧位，术者立于患侧。

②取穴：腰阳关穴、肾俞穴区。

③针刺操作：充分暴露腧穴，严格消毒后，常选择6针，右手拇指、食指、中指同时用力，多针针刺腧穴，疾进疾出，重复上述步骤，直至覆盖整个患区。

④时间及疗程：隔日1次，3次/疗程。

（3）皮下针疗法

①体位：患者取俯卧位，术者立于患者侧面。

②取穴：三阴交穴、太溪穴。

③针刺操作：严格消毒后，对上述部位进行平刺，针刺后可以嘱咐患者缓慢活动。

④时间及疗程：每次30分钟，1次/天，6天/疗程。

（4）诊疗思路：输尿管结石主要系久坐、排尿少等各种原因导致物质的异常沉积形成肾结石，再在特殊时期排泄至输尿管所致。皮捏技术主要通过应力刺激，降低患者对疼痛的敏感性，而齐针对腰部肌肉进行刺激，可起到减轻局部炎症的反应，再使用皮下针刺激机体，启动和加强局部至全身的免疫反应，产生对机体的保护作用，从而减轻疼痛和减少泌尿系结石的发生风险。

（5）注意事项

①皮下针可有效缓解肾绞痛患者的疼痛，适用于非甾体抗炎药、中枢性镇痛类药物等止痛效果不明显时，但止痛的同时要积极采取综合措施使结石尽快排除。

②在治疗全过程，要监测患者肾功能、影像学等相关指标变化，必要时需及时采取手术治疗取石。

三、痛经

痛经为最常见的妇科症状之一，指行经前后或月经期出现下腹部疼痛、坠胀，伴有腰酸或其他不适，症状严重影响生活质量。痛经分为原发性和继发性两类，原发性痛经指生殖器官无器质性病变的痛经；继发性痛经指由盆腔器质性疾病，如子宫内膜异位症、子宫腺肌病等引起的痛经。

1. 病因病机

原发性痛经主要与月经时子宫内膜前列腺素含量增高有关，前列腺素含量高可引起子宫平滑肌过强收缩，血管痉挛，造成子宫缺血、乏氧状态而出现痛经；此外血管加压素、内源性缩宫素以及β-内啡肽等物质的增加，精神、神经因素也是原发性痛经的重要发病原因。继发性痛经常因子宫内膜异位症、子宫腺肌病等引起。

2. 临床表现

原发性痛经在青春期多见，常在初潮后1～2年发病，伴随月经周期规律性发作的以小腹疼痛为主要症状。继发性痛经症状同原发性痛经，由内膜异位引起的继发性痛经常常进行性加重，疼痛多自月经来潮后开始，最早出现在经前12小时，以行经第1日疼痛最剧烈，持续2～3日后缓解。疼痛常呈痉挛性，一般不伴有腹肌紧张或反跳痛，可伴有恶心、呕吐、腹泻、头晕、乏力、面色发白，出冷汗等症状。

3. 检查

体格检查月经期下腹坠痛，妇科检查无阳性体征。

4. 诊断

结合患者月经期下腹坠痛病史，体查无阳性体征可以诊断。

5. 治疗

（1）皮捏疗法

①体位：患者取俯卧位，术者立于患者侧面。

②操作手法：摸，充分暴露施术部位，术者用指腹触摸腹部表皮，明确疼痛部位及范围。捏，术者拇指和食指指腹轻轻夹住患者表皮，将表皮轻轻向向心端提起后松开，随之松开后再次重复以上操作，以患处局部微微发红为宜。走，走行方向依据具体补泻来选择。

③时间及疗程：治疗时长根据病变范围而定，频率依据具体补泻决定（补：60～90次/分，泻：90～120次/分），1次/天，3次/疗程。

（2）谢氏齐针疗法

①体位：患者取坐位或站位，术者立于患者侧面。

②取穴：合谷、太冲、三阴交穴区。

③针刺操作：充分暴露腧穴，严格消毒后，常选择3针，采用排刺手法，右手拇指、食指、中指同时用力，多针针刺腧穴，疾进疾出，重复上述步骤，直至覆盖整个患区。

④时间及疗程：隔日1次，3次/疗程。

（3）皮下针疗法

①体位：患者取坐位或站位，术者立于患者侧面。

②取穴：关元穴、气海穴。

③针刺操作：严格消毒后，对上述部位进行平刺，针刺后可以嘱咐患者站立缓慢行走。

④时间及疗程：每次30分钟，1次/天，6天/疗程。

（4）诊疗思路：原发性痛经主要是由于月经期子宫内膜前列腺素含量增高引起子宫内膜平滑肌过度收缩、血管痉挛，造成子宫缺血、缺氧状态引起疼痛，皮捏疗法通过轻柔手法作用于腰部，放松局部肌肉，可舒缓患者紧张情绪，皮下针及齐针则通过刺激特定腧穴，发挥针刺的调节作用，激活局部的神经体液调节，从而减轻疼痛症状。

（5）注意事项：患者痛经可能并发腰部牵涉痛，针刺穴位视情况可增加腰骶部疼痛点。

四、耳鸣

耳鸣是在缺乏外部声源刺激的情况下，患者会在耳内或颅内感受到嗡嗡、嘶鸣等异常声音的病证。这种声音感觉可以是一种或一种以上，并且持续一定的时间。耳鸣是累及听觉系统的许多疾病不同病理变化的结果，病因复杂，机制不清。

1. 病因病机

（1）血管性疾病：最常引起搏动性耳鸣。良性颅内压增高等可能听到静脉嗡鸣声。

（2）听力损失引发的耳鸣：①与衰老有关的听力损失，又称老年性耳聋，常见于60岁以上老年人群。②长期暴露在高分贝噪音中，或长期身处于噪声环境，导致听力损失，比如大型的娱乐活动现场，或剧烈的电锯声等。③中耳堵塞或咽鼓管功能障碍可导致内耳压力增大，影响鼓膜的功能。④咽鼓管异常开放，可以引起类似海洋呛哮声的耳鸣，并且频率与呼吸同步。

（3）头颈部外伤：头部或颈部的严重外伤，可以损伤到神经、血流和肌肉，从而引起耳鸣，症状往往较严重。

（4）颞下颌关节紊乱：颞下颌关节与听觉系统相邻，与中耳共享部分韧带和神经，所以颞下颌关节肌肉、韧带、关节软骨受损，可出现耳鸣症状。

（5）鼻窦压力和气压伤：重感冒、流感或鼻窦感染引起的鼻塞，可以在中耳产生异常压力，引起耳鸣。在潜水、跳水等情况下，由于水压的剧烈和快速变化引起的急性气压伤，也可能损害中耳、内耳，引起耳鸣。

（6）耳毒性药物：一些处方药的副作用也包括耳鸣。大多数情况下，这种耳鸣是一种急性、短暂的副作用，停止服药后耳鸣症状通常会减轻或者消失。但一些耳毒性药物可能会导致永久性耳鸣的症状，比如某些非甾体抗炎药物等。

（7）其他系统疾病：内分泌疾病，甲亢、甲减、糖尿病；精神疾病，抑郁症、焦虑症、紧张症；肿瘤，听神经瘤等均可能是导致耳鸣的诱因。

2. 临床表现

（1）音质特征：音质表现多样，常被描述为蝉鸣声、嗡嗡声、咔嗒声、搏动声，或者其他噪声。

（2）耳鸣出现侧别和部位：耳鸣可以出现在单侧，也可以双侧耳鸣。耳鸣的出现部位，可以在耳中、颅内、颅外、空中等。耳鸣响声出现在颅内、颅外时，称为颅鸣。患者自觉鸣响在头部，或者在头部表面的某个区域。如果患者自觉耳鸣的响声在身体周围的环境中，则是空中鸣响。

（3）音调特征：高音调持续性耳鸣是最常见耳鸣类型，通常由感音神经性听力损失引起，或提示可能耳蜗损伤。低音调性耳鸣，通常见于梅尼埃病，或者病因不明确的耳鸣患者。

（4）血管源性耳鸣：呈明显的搏动性耳鸣，或者耳鸣呈嗡嗡声，运动时耳鸣频率和强度增快、增加，部分患者可以意识到耳鸣与脉搏之间存在一定相关性。还有一部分患者的耳鸣强度、音调，会随着头部运动或体位的改变而改变。

（5）躯体性原因耳鸣：咔嗒音性耳鸣可能提示伴有结构生理性改变，或者神经系统疾病。

3. 检查

（1）体格检查：对耳内情况进行检查，观察耳内有无鼓膜内陷，了解鼓膜穿孔的位置及大小、鼓室的状态和咽鼓管的通气度。常规进行鼻咽检查，查找可能的病因。客观性耳鸣可用助听器或听诊器进行检查。

（2）影像学检查：通过 MRI、CT 等检查了解患者有无耳鸣相关的结构异常。

（3）其他检查

①针对性地选择一些实验室检查来判断患者有无心、肺、神经系统等异常。

②听力检测是诊断耳鸣的主要步骤：听力检查包括音叉检查、纯音电测听、超听阈检查、言语测听、听阻抗测听及电反应测听等方法。

4. 治疗

（1）皮捏疗法

①体位：患者取仰卧位或坐位，术者立于患者患侧面。

②操作手法：摸，充分暴露施术部位，术者用指腹触摸耳朵区域。捏，术者拇指和食指指腹轻轻夹住患侧耳朵区域表皮，将表皮轻轻向向心端提起后松开，随之松开后再次重复以上操作，以患处局部微微发红为宜。走，走行方向可依次从耳前区、耳尖、外耳郭到耳垂。

③时间及疗程：治疗时长根据病变范围而定，频率为 60 ～ 90 次 / 分，1次 / 天，6 次 / 疗程。

（2）谢氏齐针疗法

①体位：患者取坐位，术者立于患者患侧。

②取穴：选取耳门、听会、听宫、翳风穴区。

③针刺操作：充分暴露腧穴，严格消毒后，常选择 3 针，采用聚刺手法，右手拇指、食指、中指同时用力，多针针刺腧穴，疾进疾出，重复上述步骤，直至覆盖整个患区。

④时间及疗程：隔日 1 次，3 次 / 疗程。

（3）皮下针疗法

①体位：患者取坐位或仰卧位，术者立于患者患侧。

②取穴：取患侧耳门、听宫、听会，见图5-1。

③针刺操作：严格消毒后，对上述部位进行平刺，针刺后可以嘱咐患者缓慢张闭口。

④时间及疗程：1次/天，每次30分钟，6天/疗程。

（4）诊疗思路：从病因病机角度出发，可知耳鸣主要是由于声音传导通道或神经通路中结构等异常造成间断或持续嗡嗡的异

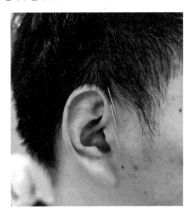

图5-1　耳鸣皮下针示意图

响。三联疗法通过齐针调整结构使其恢复，同时采用皮下针通过物理刺激和局部生化反应调节机体的免疫功能，减轻局部水肿，从而减轻耳鸣的症状。

（5）注意事项

①尽早明辨病因，鉴别诊断，改善耳鸣症状的同时应积极治疗原发病，指导患者选择正确的治疗方案。

②针灸要注意调理气血、调整脏腑功能、协调阴阳平衡，使耳部受到充分的营养供应和功能调整，达到治疗的目的。

③远期随访，关注患者的预后情况，减少耳鸣的复发率。

五、排尿障碍

排尿障碍有广义、狭义之分。广义的排尿障碍是指泌尿、贮尿和排尿出现异常，致使排尿动作、排尿量、排尿次数等出现障碍的统称，包括多尿、尿频、少尿、无尿、尿闭、尿淋沥、尿失禁、排尿痛苦、排尿困难、尿潴留等。狭义的排尿障碍特指排尿困难，是指排尿时须增加腹压才能排出，轻者表现为排尿延迟、射程短；重者表现为尿线变细、尿流滴沥且不成线，排尿时甚至需要屏气用力，乃至需要用手压迫下腹部才能把尿排出，严重的膀胱内有尿而不能排出而发展为尿潴留。

1. 病因病机

中枢神经或脊神经病变、下尿路邻近器官炎症刺激或肿物的压迫，均可引起排尿异常。外伤、劳损可引起脊椎骨关节及其周围软组织损伤，刺激有关组织也可导致排尿异常。

如外伤发生在颈椎并影响到椎动脉，可使脑内排尿中枢缺血；如损伤发生在腰膨大，可使膀胱自主排尿中枢功能障碍；如发生在下腰段，可影响马尾神经的正常功能；如发生在骶部，可影响副交感神经；如发生在梨状肌，可因梨状肌痉挛或炎症而影响阴部神经，这些原因均可影响排尿，出现排尿异常。

2. 临床表现

脊柱与臀部软组织损伤引起的排尿异常，各年龄人群均可发生，但多发生在少年或青壮年。可出现多尿、尿频、少尿、无尿、尿闭、尿淋沥、尿失禁、排尿痛苦、排尿困难、尿潴留等表现，如经久不愈还可并发尿路感染，导致局部胀痛、功能受限。马尾神经损伤时，还可出现鞍区感觉迟钝。

3. 检查

（1）体格检查

①叩诊或按压肾脏区域，判断有无疼痛或压痛。

②男性可能需做直肠指诊，确定前列腺的大小、质地、表面光滑度、触痛程度及前列腺肿瘤，判断是否存在异常。

③阴茎包皮包茎的检查以及阴茎尿道裂检查，对明确阴茎疾病引起的排尿困难有帮助。

④神经系统检查、脊柱检查有助于神经系统引起排尿困难的诊断。

（2）影像学检查

①X线检查：轻者无明显异常，重者可有相应的脊柱生理曲度改变、骨质增生等。

②超声检查：对肾积水、泌尿系统结石、前列腺疾病、肿瘤的诊断有帮助，亦可确定膀胱内尿潴留的情况。

③MRI检查：可帮助判断泌尿系统器官，如膀胱、肾脏、前列腺等是否存在异常。同时可判断脊柱有无病变、脊髓是否有损害。

（3）其他检查

①尿液检查：可判断泌尿系统是否合并感染、肾功能有无损害。

②血液检查：可通过白细胞计数等，判断有无感染；测定血液中的生化成分，评估电解质、血糖、血脂水平以及肝肾功能等各项指标，有助于病因的诊断与鉴别。

③前列腺液常规检查：对诊断前列腺炎有一定的临床意义。

4. 诊断

根据病因、临床表现和检查可以明确诊断。

5. 治疗

（1）谢氏齐针疗法

①体位：患者取仰卧位，术者立于患者侧面。

②取穴：关元、中极、天枢穴区。

③针刺操作：充分暴露腧穴，严格消毒后，常选取 6 针进行操作，术者依据病情选择合适持针手法，右手拇指、食指、中指同时用力，多针针刺腧穴，疾进疾出，重复上述步骤刺激上述腧穴。

④时间及疗程：隔日 1 次，3 次 / 疗程。

（2）皮下针疗法

①体位：患者取仰卧位，术者立于患者侧面。

②取穴：关元穴、中极穴、天枢穴。

③针刺操作：严格消毒后，对上述部位进行平刺，针刺后可以嘱咐患者站立缓慢行走。

④时间及疗程：留针 24 ～ 48 小时，2 天 / 次，6 天 / 疗程。

（3）诊疗思路：排尿异常一般系尿道周围组织异常压迫或中枢神经、脊神经的异常刺激所致。齐针通过刺激相关穴位，改善尿道周围肌肉的异常收缩和压迫，促使尿路排泄通畅，减轻排尿异常；皮下针的物理刺激可启动机体整体的免疫反应，通过反馈调节中枢神经系统的异常信号的传导从而改善排尿异常的症状。

（4）注意事项

①治疗过程中可利用条件反射诱导排尿，如听流水声或用温水冲洗会阴。

②可配合热敷、按摩下腹放松肌肉，促进排尿。

六、咽痛

咽痛是指咽喉部的疼痛，为咽喉部疾病的常见症状之一，通常见于病毒感染，比如感冒或流行性感冒，但某些全身性疾病有时也可引起咽痛。如无吞咽动作就感觉疼痛，称为自发性咽痛；若吞咽进食时才感疼痛，则称为继发性咽痛。咽痛的程度与病变的性质和患者的个体敏感性有关。

1. 病因病机

咽痛是一种症状而不是一种独立的疾病，可因多种因素致病，病型分类也较为复杂。导致咽痛的局部疾病包括舌根、软腭、悬雍垂、鼻咽部、口咽部、咽淋巴结组织、喉部及邻近组织的病变等；能引起咽痛的全身性疾病则有某些急性传染病和血液病等。

咽痛的主要病机为各种原因产生的咽喉局部无菌性炎症，导致组织充血、水肿、渗出，从而出现周围神经敏化，诱发疼痛。

2. 检查

（1）体格检查：查体可发现鼻咽及扁桃体黏膜充血、肿胀、分泌物附着等情况。

（2）实验室检查

①血常规：若白细胞总数、中性粒细胞数增高，考虑细菌感染；若淋巴细胞数增多考虑病毒感染；若嗜酸性粒细胞数增多需考虑存在过敏性疾病。

②咽拭子培养：用棉签从患者咽部取出分泌物样本，进行病原学检测，判断具体致病菌，以便后续更好的对症治疗和鉴别诊断。

（3）影像学检查

①鼻咽喉镜检查：观察鼻咽喉黏膜的充血水肿情况，是否有异物及肿物生长。

②通过 X 线、CT、磁共振成像（MRI）检查，可评估喉部肿物或感染灶，包括判断其大小、部位及范围等。

（4）病理学检查：若存在异常肿物，可采取病理组织活检，通过直视或在咽喉镜下取适量病理组织，对其进行分析。此法是诊断咽喉部恶性肿瘤的"金标准"。

3. *治疗*

（1）皮捏疗法

①体位：患者取坐位或仰卧位，术者坐于患者侧面。

②操作手法：摸，充分暴露施术部位，术者用右手指或指腹触摸咽喉部表皮，明确不适部位。捏，术者拇指和食指指腹轻轻夹住患者上述不适部位，将表皮向上方轻轻提起，随之松开后再次重复以上操作，以患处局部微微发红为宜。

③时间及疗程：治疗时长根据病变范围而定，频率依据具体补泻决定（补：60～90次/分，泻：90～120次/分），1次/天，急性发作期6次/疗程，慢性期12次/疗程。

（2）谢氏齐针疗法

①体位：患者取坐位，术者立于患者侧面。

②取穴：选取双侧少商穴区。

③针刺操作：充分暴露腧穴，严格消毒后，常选取3针进行操作，右手拇指、食指、中指同时用力，多针聚刺腧穴，疾进疾出，重复上述步骤，直至覆盖整个患区。

④时间及疗程：隔日1次，3次/疗程。

（3）皮下针疗法

①体位：患者取仰卧位，术者立于患者正面。

②取穴：选取咽喉部阿是穴、廉泉穴、天突穴。

③针刺操作：严格消毒后，对上述部位进行平刺，针刺后可以嘱咐患者行吞咽活动。

④时间及疗程：每次30分钟，1次/天，6天/疗程。

（4）诊疗思路：咽痛是一种临床症状，主要与病毒、细菌感染有关。少商穴为治疗咽痛的奇穴，齐针疗法在少商穴疾进疾出，进行强针感刺激，放血后能有效缓解咽部疼痛症状；皮下针疗法在咽喉局部持续性刺激，可减轻咽喉部炎症反应，减轻疼痛症状。

（5）注意事项：咽痛患者宜多喝温开水，少食辛辣刺激食物，注意防寒保暖。

七、过敏性鼻炎

过敏性鼻炎也称为变应性鼻炎。其主要症状是突然鼻痒、打喷嚏、流清涕、鼻塞，且反复发作。一年四季均发病者称为常年性过敏性鼻炎，主要由屋内灰尘、蛾虫、霉菌及棉絮等引起；仅在固定的季节中发作者称为季节性变态反应性鼻炎，其发病有明显的季节性，春、秋两季是高发季节。本病可发生于任何年龄，包括幼婴时期，大多数患者于 20 岁前发病，是一种常见病。过敏性鼻炎在发病上没有性别差异。

1. 病因病机

①遗传因素：有变态反应家族史者易患此病。患者家族中多有哮喘、荨麻疹或药物过敏史。此类患者体内产生 IgE 抗体的能力高于正常人。

②鼻黏膜易感性：易感性的产生源于抗原物质的经常刺激，但其易感程度则依鼻黏膜组织中肥大细胞、嗜碱性粒细胞的数量和释放化学递质的能力而不同。现已证实，变应性鼻炎患者鼻黏膜中上述细胞数量不仅高于正常人，且有较强释放化学递质的能力。

③抗原物质：刺激机体产生 IgE 抗体的抗原物质称为变应原。当该变应原物质再次进入鼻黏膜便与相应的 IgE 结合而引起变态反应。

2. 临床表现

打喷嚏、鼻痒、流涕和鼻塞是过敏性鼻炎最常见的四大症状。打喷嚏以清晨和睡醒最常见；鼻痒是鼻炎的特征性表现；鼻涕呈清水样，亦可因鼻塞或继发感染而变稠；鼻塞严重时张口呼吸，由于夜里鼻涕流向鼻咽部引发反复咳嗽而清嗓，鼻塞常随体位变动而改变，如左侧卧则左鼻塞而右鼻通，右侧卧则右鼻塞而左鼻通。

除鼻部症状外，还可导致眼、耳、咽部症状，出现黑眼圈、失眠、皮肤瘙痒、疲倦无力等症状。

3. 检查

（1）鼻镜检查：鼻黏膜外观在常年性过敏性鼻炎无特征性变化，可为暗红色充血，也可色淡苍白或浅蓝；在季节性鼻炎尤其夏季花粉症者鼻黏膜常呈明显苍白水肿。常年性过敏性鼻炎者需行实验室检查，以便和其他慢性鼻炎相鉴别。

（2）实验室检查

①血清特异性 IgE 检测：血清特异性 IgE 水平的临界值 0.35kU/L，大于或等于该值即为阳性，提示机体处于致敏状态。

②皮肤点刺实验：变应原皮肤试验具有高敏感性和较高特异性，一般均在 80% 以上，因而对过敏性鼻炎的诊断可提供有价值的证据。假如患者对某种变应原产生超敏反应，则 20 分钟内在皮肤占刺部位出现风团和红斑，风团直径 ≥3mm，则判定为阳性。

③鼻激发试验：将吸附有变应原溶液（激发剂）的滤纸片贴于下鼻甲，或使用定量泵将激发剂喷雾于鼻腔，变应原浓度逐步增加，10 倍为一个上升梯度，直至出现阳性反应。变应原浓度的级别越低，表示鼻黏膜反应性越大，对该变应原致敏的敏感程度越高。记录激发试验后产生的症状，并可结合鼻镜等进行综合评价。

4. 诊断

参照 2022 年《中国变应性鼻炎诊断和治疗指南》中的诊断，具体如下：

①症状：阵发性喷嚏、清水样涕、鼻痒和鼻塞等症状出现 2 个或以上，每天症状持续或累计在 1 小时以上，可伴有流泪、眼痒和眼红等眼部症状。

②体征：常见鼻黏膜苍白、水肿，鼻腔水样分泌物。

③过敏原检测：至少 1 种过敏原 SPT 和（或）血清特异性 IgE 阳性，或鼻激发试验阳性。

5. 治疗

（1）皮捏疗法

①体位：患者取仰卧位，术者坐于患者近头侧。

②操作手法：摸，充分暴露施术部位，术者用右手指或指腹触摸颧弓、山根、印堂及鼻翼两侧，明确不适部位。捏，术者拇指和食指指腹轻轻夹住患者上述不适部位，将表皮向上方轻轻提起，随之松开后再次重复以上操作，以患处局部微微发红为宜。走，采用泻法，具体见图 5-2。

③时间及疗程：治疗时长根据病变范围而定，频率依据具体补泻决定（补：60～90 次 / 分，泻：90～120 次 / 分），1 次 / 天，急性期 6 次 / 疗程，慢性期 12 次 / 疗程。

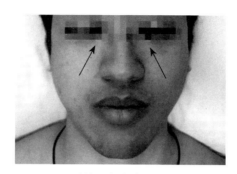

图5-2　过敏性鼻炎皮捏方向示意图

（2）皮下针疗法

①体位：患者取仰卧位，术者坐于患者近头侧。

②取穴：选取翳风穴、山根穴、迎香穴。

③针刺操作：严格消毒后，对上述部位进行逆经络循行平刺，针刺后可以嘱咐患者行擤鼻动作。

④时间及疗程：留针24～48小时，2天/次，6天/疗程。

（3）诊疗思路：过敏性鼻炎与遗传、易感性及免疫机制等相关，主要的临床表现有打喷嚏、鼻痒、流涕和鼻塞等。皮捏疗法可促进血液、淋巴液循环，改善鼻部不适症状；皮下针疗法长时间留针，可刺激鼻部要穴，增强免疫力，改善过敏体质。

（4）注意事项

①对于此病，不宜使用齐针疗法，宜使用皮捏和皮下针疗法，配合在迎香穴局部皮下注射维生素B_{12}效果更佳，疗效维持更久。

②嘱患者日常生活佩戴口罩，远离过敏原，增加运动强度，加强免疫力。

（刘王皓）

第六章　皮肤科疾病

一、局部肿胀

局部肿胀是一个症状，这一症状可出现在多种疾病中，如头皮水肿、指间关节肿胀、静脉曲张、炎症性淋巴结肿大、创伤性组织损伤等，因它常伴有水肿、局部皮温及感觉的改变，且不同疾病所致的局部肿胀的处理方式具有共性，故在这里单独列出讨论。

1. 病因病机

局部肿胀通常是由局部组织受到创伤或炎症等刺激引起的，这些刺激会导致血管扩张、血管通透性增加和组织细胞渗出，进而引起局部水肿。最常见的病因是外伤中的闭合性损伤，常见的有扭伤、擦伤、挤压伤等，均可导致不同程度的局部肿胀。此外，一些炎症性疾病也可引起这一症状，如感染所致的淋巴结肿大、皮肤毛囊炎等与病原微生物相关的疾病；再就是一些无菌性炎症性疾病，如头皮水肿、血栓静脉炎等。

2. 临床表现

局部肿胀的部位不同，临床表现也不尽相同。在关节部位的肿胀常伴有疼痛、局部淤青、活动受限、皮温升高等。在较为平坦的躯干、四肢部位的肿胀，则根据病因不同，表现不同，感染性疾病常伴有表皮炎症，如皮肤发红、皮温升高，非感染性疾病，肿胀部位皮肤或黏膜可伴有瘙痒、灼热感等异常感觉。如头皮水肿，常表现为头部紧绷感、头痛，静脉曲张则以肢体末端的凹陷性水肿为表现，严重者也可合并肢体感觉障碍，如麻木、痛觉过敏等。

3. 检查

（1）体格检查

①视诊：观察整体情况、肿胀部位外观情况，查看红肿、瘀斑、皮肤颜色变化、评估肿胀范围等。

②触诊：观察肿胀的程度、硬度、是否有压痛或波动感、是否为凹陷性水肿，有无明显骨擦感、有无局部异常活动、有无外伤、畸形等。

③伴随症状：有无体重下降、发热、寒战、疲劳等。

（2）影像学检查

①X 线检查：局灶性病变的密度可不同于周围软组织；水肿可致皮下脂肪层内出现网状结构影，皮下组织与肌肉界限不清。如形成脓肿，其边界可较清楚，邻近肌束受压移位；血肿的边界可锐利清晰或模糊不清。

②CT 检查：显示软组织肿胀优于 X 线平片。脓肿的边界较清楚，内可见液性密度区；血肿早期呈边界清晰或模糊的高密度区。

③MRI 检查：分辨血肿、水肿及脓肿优于 CT。水肿及脓肿呈长 T1 长 T2 信号；血肿因期别呈不同信号，较特征的是亚急性期血肿在脂肪抑制 T1W1 和 T2W1 上均呈高信号。

（3）实验室检查

①血常规检查：患者红细胞数若有下降，有局部出血可能。

②血生化检查：低蛋白血症、蛋白尿多考虑肾功能不全。

③类风湿因子（RF）和抗环瓜氨酸肽（抗 -CCP）抗体：类风湿因子（RF）和抗环瓜氨酸肽（抗 -CCP）抗体阳性多为类风湿关节炎的相关指标。

4. 治疗

（1）皮捏疗法

①体位：患者取仰卧位或坐位，术者立于患者患侧。

②操作手法：摸，充分暴露施术部位，术者用右手指或指腹触摸肿胀局部的皮肤组织，边触诊边明确病因部位。捏，术者拇指和食指指腹轻轻夹住患者的肿胀或疼痛部位，将表皮轻轻提起，随之松开后再次重复以上操作，以患处局部微微发红为宜。走，走行方向依据病情来选择，急性期以减少渗出为原则，皮捏时应从周围向肿胀中心施术，慢性恢复期，以促进局部循环为原则，皮捏时应从肿胀中心向周围实施，同时从远心端向近心端施术。

③时间及疗程：皮捏疗法的频率以泻法为主，90 ～ 120 次 / 分为宜，1 次 / 天，急性期 3 次 / 疗程，慢性期 6 次 / 疗程。

（2）谢氏齐针疗法

①体位：患者取坐位或仰卧位，术者立于患者患侧。

②取穴：在肿胀局部及周围选穴进针。

③针刺操作：充分暴露肿胀部位，严格消毒后，常选取 3 根针，采用排刺手法，右手拇指、食指、中指同时用力，多针针刺上述部位，疾进疾出，重复上述步骤，肿胀局部少刺，肿胀周围可多刺。

④时间及疗程：隔日 1 次，3 次 / 疗程。

（3）皮下针疗法

①体位：患者取坐位或仰卧位，术者立于患者患侧。

②取穴：选取肿胀周围为针刺区域。

③针刺操作：严格消毒后，在肿胀周围区域进行平刺，进针方向以患部为中心进行围刺，针刺后可嘱患者缓慢活动。

④时间及疗程：1 次 / 天，每次 30 分钟，6 天 / 疗程。

（4）诊疗思路：局部肿胀多因为循环障碍所致，皮捏对局部肿胀具有良好疗效，一是对局部皮肤及皮下组织产生应力刺激，促进肿胀组织分离，从而加强对水肿的吸收，二是顺着血液循环的方向捏可将远端堆积的体液向近端推挤，促进回流；谢氏齐针疗法能起到局部减压作用，促进组织液分布，有改善疼痛、减轻水肿的效果；皮下针疗法通过长时间留针，增加对局部的刺激量，加强前两者的疏导作用，同时调节免疫、消除肿胀。

（5）注意事项

①局部肿胀的病因颇多，要辨明病因，积极治疗原发病。

②谢氏齐针操作可视肿胀位置适当调整入针深浅，如面部、颈部等区域不宜刺激过深，以局部微出血为宜。

二、黄褐斑

黄褐斑是一种常见的面部皮肤色素沉着斑，多对称分布，与日晒相关，通常在春夏日光充足时加重，秋冬季减轻，可持续多年，容易复发。中年女性好发。

1. 病因病机

黄褐斑具有遗传易感性，病因尚不清楚。目前普遍认为，年龄增长，血运不佳，皮肤的代谢减慢，是黄褐斑的主要发病因素；此外，紫外线照射、性激素水平的改变、皮肤屏障受损等也是黄褐斑的重要发病原因。皮肤黑色素代谢障碍、表皮通透屏障功能受损、局部炎症反应是本病发生的主要机制。

2. 临床表现

主要表现为面部的局限性点状或者片状的色素沉着斑块，一般呈淡褐色或褐色，常分布在面中、前额、颧骨、下颌等部位，双侧对称。

3. 诊断

根据患者的发病年龄及皮肤外观表现即可诊断。

4. 治疗

（1）皮捏疗法

①体位：患者取仰卧位，术者立于患者头侧。

②操作手法：摸，充分暴露施术部位，术者用指腹触摸患者面部皮肤组织，明确病变部位。捏，术者拇指和食指指腹轻轻夹住斑块位置皮肤，将表皮由外向内轻轻提起，随之松开后再次重复以上操作，以患处局部微微发红为宜。走，走行方向依据具体补泻来选择，以促进局部循环为原则，对色沉斑块部位行扩大范围的皮捏。

③时间及疗程：治疗时长根据病变范围而定，频率依据具体补泻决定（补：60～90次/分，泻：90～120次/分），1次/天，6次/疗程。

（2）谢氏齐针疗法

①体位：患者取仰卧位，术者立于患者头侧。

②取穴：选取面部色素沉着处。

③针刺操作：充分暴露操作部位，严格消毒后，常取3针，术者依据病情选择合适持针手法，右手拇指、食指、中指同时用力，多针针刺腧穴，疾进疾出，重复上述步骤，直至覆盖整个患区。

④时间及疗程：隔日1次，3次/疗程。

（3）诊疗思路：黄褐斑的色素沉着主要聚集在表皮基底层，是黑色素细胞增殖并形成黑色素小体在皮下沉积的结果，因此，在治疗时，先采用皮捏技术促进色素沉着斑块部位的微循环，而后通过谢氏齐针刺，激发皮肤受损后的再生修复，促进胶原纤维和弹性重组，减少真皮层促黑素刺激物质的释放，同时改善局部毛细血管网的血运，加快黑色素的代谢，从而达到淡化色素斑块的目的。

（4）注意事项

①治疗后6小时内尽量避免揉搓面部、洗脸等，以免局部微小伤口感染。

②嘱患者注意饮食，忌食海鲜、牛肉等；注意日常防晒，保持心情舒畅。

三、荨麻疹

荨麻疹俗称风疹块，是一种临床常见的皮肤病，是由于皮肤、黏膜小血管扩张及渗透性增加而出现的一种局限性水肿反应，通常在2～24小时消退，容易反复发生新的皮疹，病程迁延数日至数月。

1. 病因病机

荨麻疹的病因非常复杂，约3/4的患者找不到原因，特别是慢性荨麻疹。常见病因主要包括以下几种。

①过敏反应：常见的过敏原包括食物（如动物性蛋白、植物、食物添加剂）、药物（如青霉素、血清制剂、疫苗、磺胺类药）、昆虫叮咬、虫咬、化妆品、气味、花粉等。

②自身免疫反应：身体免疫系统中的IgE抗体误识别了自身细胞，从而引起免疫反应，产生荨麻疹。

③感染：某些病毒和细菌可能引起荨麻疹，主要包括病毒性感冒、巨细胞病毒感染和肝炎等。

④物理因素：如冷、热、日光、摩擦及压力等。

⑤精神及内分泌因素：如情绪波动、精神紧张、抑郁等。

⑥系统性疾病：如风湿热、类风湿关节炎、系统性红斑狼疮、恶性肿瘤、代谢障碍、内分泌紊乱、自身免疫性甲状腺炎等。

⑦其他因素：近年来有研究表明，部分慢性荨麻疹患者可存在有凝血功能和免疫功能异常。

2. 临床表现

最常见的症状是皮肤瘙痒，然后出现风团，呈鲜红色或苍白色、皮肤色，少数患者有水肿性红斑，可能伴有轻微的疼痛或烧灼感。风团的大小和形态不一，通常是圆形、椭圆形或不规则形状，发作时间不定。风团逐渐蔓延，融合成片，由于真皮乳头水肿，可见表皮毛囊口向下凹陷。风团常泛发，亦可局限。有时合并血管性水肿，偶尔风团表面形成大疱。部分患者可伴有恶心、呕吐、头痛、头胀、腹痛、腹泻，严重患者还可有胸闷不适、面色苍白、心率加速、脉搏细弱、血压下降、呼吸短促等全身症状。

急性荨麻疹，短期内痊愈，风团通常在几小时内消退。若反复发作达每周至少两次并连续 6 周以上者称为慢性荨麻疹。除了上述普通型荨麻疹，还有以下特殊类型的荨麻疹：

（1）皮肤划痕荨麻疹（人工荨麻疹）：患者对外来较弱的机械刺激引起生理性反应增强，在皮肤上产生风团。在搔抓后，或在紧束的腰带、袜带等处局部起风团，瘙痒。

（2）延迟性皮肤划痕症：皮肤划痕在刺激后 6～8 小时出现风团与红斑，风团持续 24～48 小时。迟发性皮损不止一条，沿划痕形成小段或点，损害较深或宽，甚至向两侧扩展成块。局部发热，有压痛。

（3）延迟性压力性荨麻疹：皮疹发生于局部皮肤受压后 4～6 小时，通常持续 8～12 小时。表现为局部深在性疼痛性肿胀，发作时可伴有寒战、发热、头痛、关节痛、全身不适和轻度白细胞计数增多。局部大范围肿胀似血管性水肿，易发生于掌跖和臀部皮损发生前可有 24 小时潜伏期。

（4）胆碱能性荨麻疹：皮疹特点为除掌跖以外发生泛发性 1～3mm 的小风团，有时可见卫星状风团，也可只见红晕或无红晕的微小稀疏风团，有时唯一的症状只是瘙痒而无风团。损害持续 30～90 分钟，或达数小时之久。大多在运动时或运动后不久发生，伴有痒感、刺感、灼感、热感或皮肤刺激感，遇热或情绪紧张后亦可诱发此病。

（5）寒冷性荨麻疹：可分为家族性和获得性两种。前者较为罕见，为常染色体显性遗传。在受冷后半小时到 4 小时发生迟发反应，皮疹是不痒的风团，可以有青紫的中心，周围绕以苍白晕，皮疹持续 24～48 小时，有烧灼感，并伴有发热、关节痛、白细胞计数增多等全身症状。后者较为常见，患者常在气温骤降时或接触冷水之后发生，数分钟内在局部发生瘙痒性的水肿和风团，多见于面部、手部，严重者其他部位也可以累及。可发生头痛、皮肤潮红、低血压，甚至昏厥。

（6）日光性荨麻疹：皮肤暴露在日光数分钟后，局部迅速出现瘙痒、红斑和风团。风团发生后约经 1 至数小时消退。发生皮疹的同时，可伴有畏寒、疲劳、晕厥、肠痉挛，这些症状在数小时内消失。

（7）接触性荨麻疹：其特点是皮肤接触某些变应原发生风团和红斑。可分为免疫性机制和非免疫性机制 2 类。非免疫性是由原发性刺激物直接作用于肥大细胞释放组胺等物质而引起的，几乎所有接触者均发病，不需物质致敏。而免疫性属 I 型变态反应，可检出特异性 IgE 抗体。

另外，还有热荨麻疹、运动性荨麻疹、震颤性荨麻疹、水源性荨麻疹、肾上腺素能性荨麻疹、电流性荨麻疹等更少见的类型。

3. 检查与诊断

本病根据临床上出现风团样皮疹，即可确诊。诊断一般不困难，但引起荨麻疹的原因比较复杂，确定引起荨麻疹的病因常很困难，因此，必须通过询问病史，详细体格检查，以及有关的实验室检查，尽可能地明确荨麻疹的原因。

4. 治疗

（1）皮捏疗法

①体位：患者取仰卧位或坐位，术者立于患者患侧。

②操作手法：摸，充分暴露施术部位，术者用指腹触摸患者的皮肤组织，明确病变部位。捏，术者拇指和食指指腹轻轻夹住患者皮肤组织，将表皮向向心端轻轻提起，随之松开后再次重复以上操作，以患处局部微微发红为宜。走，走行方向依据具体补泻来选择。

③时间及疗程：治疗时长根据病变范围而定，频率依据具体补泻决定（补：60～90 次／分，泻：90～120 次／分），1 次／天，急性期 3 次／疗程，慢性期 6 次／疗程。

（2）谢氏齐针疗法

①体位：患者取仰卧位或坐位，术者立于患者患侧。

②取穴：选取双侧耳尖、曲池、血海、风门、风市、大椎、肺俞等穴位。

③针刺操作：充分暴露腧穴，严格消毒后，常选取 3 针，术者依据病情选择合适持针手法，右手拇指、食指、中指同时用力，多针针刺腧穴，重复上述

步骤，疾进疾出，直至覆盖整个患区。

④时间及疗程：隔日1次，3次/疗程。

（3）皮下针疗法

①体位：患者取仰卧位或坐位，术者立于患者患侧。

②取穴：选取皮疹周围组织。

③针刺操作：严格消毒后，对风团周围组织进行平刺。

④时间及疗程：1次/天，每次30分钟，6天/疗程。

（4）诊疗思路：荨麻疹的基础病理病机为过敏反应，即免疫应答机制紊乱，皮捏技术主要作用为促进局部血运，通过加速血液循环、调节代谢，从而减轻局部炎症反应。齐针针刺为远端取穴，主要取耳尖、肺俞、血海等处，可以泄热、补益气血、宣肺解表，也可调节血运、改善微循环，提高代谢，抑制炎性反应，以降低皮肤敏感性。配合皮下针祛湿除热、理通三焦，并通过对"皮下高速流动流体层"的刺激，调节免疫功能，防止皮肤免疫功能过度亢进。

（5）注意事项

①可配合抗组胺药等西医治疗加强疗效，缩短病程。

②嘱患者应避免强烈抓搔患部，不宜用热水烫洗，不滥用刺激强烈的外用药物。

③嘱患者应忌海鲜、牛羊肉等发物及辛辣刺激性食物，忌烟酒。

四、斑秃

斑秃是一种突然发生的局限性斑片状脱发疾病，脱发的部位通常在头皮或胡须，局部皮肤正常，无自觉症状。

1.病因病机

斑秃病因尚不明确。有研究发现，斑秃患者的毛囊周围有淋巴细胞浸润，且本病有时合并其他自身免疫性疾病（如白癜风、特应性皮炎），故目前认为本病的发生可能存在自身免疫的发病机制，为免疫细胞功能紊乱、刺激毛囊组织进入休眠期所致。此外，遗传也是一个重要因素，可能与HLA II型相关，25%的病例有家族史，还可能和神经创伤、精神异常、感染病灶和内分泌失调有关。

2. 临床表现

可发生于任何年龄，但以青壮年多见，两性发病率无明显差异。皮损表现为圆形或卵圆形非瘢痕性脱发，在斑秃边缘常有松而易脱的头发，可见"感叹号"样毛发。头发全部或几乎全部脱落，称为全秃。全身所有的毛发（包括体毛）都脱落，称为普秃。病区皮肤除无毛发外，不存在其他异常。有时可出现指甲异常，最常见的是甲凹陷，还有脆甲、甲剥离、反甲等。

3. 检查

（1）体格检查：可见圆形或卵圆形非瘢痕性脱发，在斑秃边缘常可见"感叹号"样毛发。

（2）其他检查

①皮肤镜检查：可以利用偏振光或浸润透射的原理，使用皮肤镜观察头皮、毛发等部位，判断是否存在毛发稀疏、毛囊萎缩等情况。

②真菌检查：可以在显微镜下检查患者的毛发、皮屑等物质，如果检查结果为阳性，则可能是感染了真菌。

③毛囊检查：医生可以通过毛囊检测仪对脱发部位的毛囊进行检查，如果检查结果为阳性，则可能是患有斑秃。

④组织病理学检查：可以对脱发部位的毛囊进行组织病理学检查，如果检查结果为阳性，则可能是患有斑秃。

4. 治疗

（1）皮捏疗法

①体位：患者取仰卧位，术者立于患者患侧。

②操作手法：摸，充分暴露施术部位，术者用指腹触摸患者的斑秃处，明确病变部位。捏，术者拇指和食指指腹轻轻夹住患者斑秃位置皮肤，将表皮从周围向中心轻轻提起，随之松开后再次重复以上操作，以患处局部微微发红为宜。走，走行方向依据具体补泻来选择。

③时间及疗程：治疗时长根据病变范围而定，频率依据具体补泻决定（补：60～90次/分，泻：90～120次/分），1次/天，6次/疗程。

（2）谢氏齐针疗法

①体位：患者取仰卧位，术者立于患者患侧。

②取穴：选取局部斑秃区域。

③针刺操作：充分暴露操作部位，严格消毒后，常取 3 针，术者依据病情选择合适持针手法，右手拇指、食指、中指同时用力，多针针刺腧穴，疾进疾出，重复上述步骤，直至覆盖整个患区。

④时间及疗程：隔日 1 次，3 次 / 疗程。

（3）皮下针疗法

①体位：患者取仰卧位，术者立于患者患侧。

②取穴：选取局部斑秃区域。

③针刺操作：严格消毒后，对上述部位进行平刺。

④时间及疗程：1 次 / 天，每次 30 分钟，6 天 / 疗程。

（4）诊疗思路：细胞免疫在斑秃发生过程中发挥关键作用，皮捏技术通过对局部皮肤进行应力刺激，加强局部血液循环，激活皮肤的毛囊细胞；齐针疗法则通过调节交感副交感神经的兴奋性，抑制细胞免疫的过度亢进，此外，还可以帮助局部微循环重构；皮下针疗法通过"皮下高速流动流体"刺激免疫系统，让休止期的毛囊组织恢复生长期，从而达到治疗目的。

（5）注意事项：嘱患者不宜用碱性强的肥皂洗头发，避免过度染发、烫发；保持心情舒畅，避免精神过度进展和焦虑，忌烦恼、悲观、忧愁、忌熬夜；注意饮食，多摄入蛋白质、维生素和矿物质的食物，避免过度摄入糖分、脂肪和刺激性食品。

五、妊娠纹

妊娠纹是萎缩纹的一种，是一种常见的皮肤病变，通常在怀孕期间出现，有 55% ～ 90% 的经产女性受到妊娠纹的困扰，虽然它对人体健康没有危害，但影响皮肤美观，由于妊娠期间，腹部外形变化最大，妊娠纹最常见于腹部，但也可见于胸部、背部及四肢近端。

1. 病因病机

目前确切病因不明。有研究认为妊娠纹的形成与多种因素有关，包括遗传、皮肤弹性、体重增长和激素水平变化。女性妊娠时腹部快速膨隆，皮肤的弹力纤维和胶原纤维受到过度拉伸而断裂，腹直肌腱也发生不同程度的分离，形成皮肤凹陷，局部毛细血管受压，皮肤表面出现不规则的纵行裂纹。

2. 临床表现

妊娠纹一般在孕中晚期开始出现，妊娠纹的方向与损害部位所受张力方向垂直，早期表现为粉色或粉紫色的、稍突出于皮肤表面的裂纹，一般无明显症状，少数患者可伴有瘙痒感，产后弹性纤维逐渐修复，皮肤回缩，裂纹也逐渐褪色成为银白色的陈旧性条纹。

3. 检查与评估

妊娠纹主要出现在腹壁上，也可能出现在大腿内外侧、臀部、胸部、后腰部及手臂等处。皮肤变薄变细，出现一些宽窄不同、长短不一的粉红色或紫红色的波浪状花纹。具体分型见表6-1。

表 6-1　妊娠纹的临床分型

分型	临床表现
I	新鲜的，炎性的青紫色条纹。
IIa	白色，浅层条纹不伴梯状和皮肤表面不伴有可触及的凹陷。
IIb	白色，浅层条纹不伴梯状，皮肤表面伴有可触及的凹陷。
IIIa	白色，萎缩条纹伴梯状小于1cm宽度，不伴有深颗粒感。
IIIb	白色，萎缩条纹伴梯状小于1cm宽度，伴有深颗粒感。
IV	白色，萎缩条纹伴梯状大于1cm宽度，伴或不伴有深颗粒感。

4. 诊断

根据患者的孕产史以及临床表现可以诊断。

5. 治疗

（1）皮捏疗法

①体位：患者取仰卧位，术者立于患者侧方。

②操作手法：摸，充分暴露施术部位，术者用指腹触摸患者的皮肤组织，明确病变部位。捏，术者拇指和食指指腹轻轻夹住患者妊娠纹位置，将表皮向

向心端轻轻提起，随之松开后再次重复以上操作，以患处局部微微发红为宜。走，走行方向依据具体补泻来选择。

③时间及疗程：治疗时长根据病变范围而定，频率依据具体补泻决定（补：60～90次/分，泻：90～120次/分），1次/天，12次/疗程。

（2）谢氏齐针疗法

①体位：患者取仰卧位，术者立于患者侧方。

②取穴：选取局部妊娠纹位置。

③针刺操作：充分暴露操作部位，严格消毒后，常选取6针，术者依据病情选择合适持针手法，右手拇指、食指、中指同时用力，多针针刺腧穴，疾进疾出，重复上述步骤，直至覆盖整个患区。

④时间及疗程：隔日1次，6次/疗程。

（3）诊疗思路：妊娠纹的发病源于皮下组织容积迅速扩大，致使真皮层代偿性受累，皮捏技术主要用于钝性分离真皮层与表皮层，改变皮肤张力，促进断裂纤维修复，减轻局部毛细血管受压，同时可改善局部血运；而结合齐针疗法后，可以调节交感副交感神经，深入刺激，促进真皮层的血运富集，促进胶原纤维重组，从而重建局部皮肤结构。

（4）注意事项

①谢氏齐针疗法需在患者能忍受的情况下进行，且6小时内局部不宜碰水。

②患者可适当行腹部核心肌群锻炼，增强皮肤的紧绷度。

六、局灶性硬皮病

硬皮病是一种病因不明的结缔组织疾病，主要累及小动脉、微血管和广泛结缔组织，其特征是皮肤及各种内脏器官的纤维化和血管堵塞，由于其难治性，目前尚未有完全治愈的方式，因此本次讨论的内容为局灶性硬皮病皮肤改变的治疗。

1. 病因病机

局灶性硬皮病的病因尚不明确，可能与局部创伤、感染（伯氏疏螺旋体）、遗传因素、环境因素相关。发病机制主要涉及血管损伤、免疫系统异常、胶原纤维异常增生。

2. 临床表现

局灶性硬皮病病变主要在皮肤，患者一般会出现雷诺现象，无内脏损害，好发于头皮、前额、腰腹部及四肢。皮损起初为淡红色略带水肿的斑疹，后逐渐硬化为淡黄色，表皮此时会呈蜡状，皮损处毛发脱落，毛细血管扩张呈紫色，晚期皮肤萎缩、色素减退、硬化。该病一般仅有皮肤表现而无自觉症状，部分可出现轻度瘙痒或刺痛等感觉异常，逐渐知觉迟钝，无明显全身症状。

3. 检查

（1）体格检查：视诊可明确皮肤斑块颜色、厚度、色素改变、硬区范围、有无毛发脱落，触诊可判断病变部位的柔韧程度。

（2）实验室检查：抗核抗体、类风湿因子等可有助于明确是否为自身免疫性疾病，必要时也可进行组织病理学检查。

4. 诊断

结合患者皮肤发硬、雷诺现象，以及自身免疫性抗体阳性等可以诊断。

5. 治疗

（1）皮捏疗法

①体位：患者取仰卧位，术者立于患侧。

②操作手法：摸，充分暴露施术部位，术者用指腹触摸患者皮肤组织，明确病变部位。捏，术者拇指和食指指腹轻轻夹住患者的病变部位，将表皮向向心端轻轻提起，随之松开后再次重复以上操作，以患处局部微微发红为宜。走，走行方向依据具体补泻来选择。

③时间及疗程：治疗时长根据病变范围而定，频率依据具体补泻决定（补：60～90次/分，泻：90～120次/分），1次/天，6次/疗程。

（2）皮下针疗法

①体位：患者取仰卧位，术者立于患侧。

②取穴：选取局部病变处。

③针刺操作：严格消毒后，对局部病变部位进行平刺。

④时间及疗程：留针2次/天，6天/疗程。

（3）诊疗思路：局灶性硬皮病病因尚不明确，是一种结缔组织疾病，与血液循环受阻、免疫功能异常、纤维增生致皮肤改变有关，导致皮肤及皮下组织的纤维化，形成硬化斑块。皮捏疗法可以柔化皮肤及皮下组织，改善局部血运，促进淋巴回流，而皮下针疗法则通过作用于"皮下高速流动的流体"，可能存在调节免疫的作用，促进皮下液体流动，改善淋巴回流，从而产生减轻肿胀的疗效。

（4）注意事项

①日常生活注意保持皮肤清洁和保湿，注意防晒，避免皮肤干燥，避免使用刺激性的化妆品和洗涤剂。

②不宜过度揉搓、拍打皮肤，减少皮肤摩擦和压迫。

③避免过敏原，调整饮食，减少辛辣、油腻、高糖食物的摄入。

（冯芳）

【参考文献】

[1] 王波，余楠生.膝骨关节炎阶梯治疗专家共识（2018年版）[J].中华关节外科杂志（电子版），2019，13（01）：124-130.

[2] 黄嘉，黄慈波.类风湿关节炎的诊断治疗进展[J].临床药物治疗杂志，2010，8（01）:1-5.

[3] van der Linden S，Valkenburg HA，*et al*. Evaluation of diagnostic criteria for ankylosing spondylitis. A proposal for modification of the New York criteria[J].Arthritis Rheum.1984，27（4）:361-368.

[4] Schiffman E，Ohrbach R，Truelove E，*et al*. Diagnostic Criteria for Temporomandibular Disorders （DC/TMD） for Clinical and Research Applications: recommendations of the International RDC/TMD Consortium Network* and Orofacial Pain Special Interest Group[J].J Oral Facial Pain Headache. 2014，28（1）:6-27.

[5] 吴江，贾建平.神经病学[M].北京：人民卫生出版社，2015.

[6] 中华医学会耳鼻咽喉头颈外科学分会鼻科学组.中国变应性鼻炎诊断和治疗指南（2022年，修订版）[J].中华耳鼻咽喉头颈外科杂志，2022，57（2）：106-129.

（注：第三章～第六章参考文献）